天下文化
BELIEVE IN READING

逆轉慢性病

21世紀最新心念醫學

原書名：《心念自癒力，逆轉慢性病》

許瑞云 鄭先安——著

目次 Contents

2 為身體打造理想的內・外環境 89

PART II

療癒，在心念中修復

6 心血管疾病

7 自體免疫疾病

序言

心念的學習與成長

許瑞云、鄭先安

我們在多年的臨床經驗裡，親眼目睹過許多個案，他們或被確診罹患難以痊癒的疾病，或必須終生仰賴藥物控制慢性病，甚至有的被宣告生命已步入尾聲，最後卻出乎意料的，在現代醫學知識難以解釋的情況下，恢復了健康、延續了生命。

這樣的例子並不罕見。相信執業多年的醫師，或多或少都有經手過類似的病例。然而，比較可惜的是，由於用現代醫學的觀點與邏輯無法解釋，總會被視為例外個案，再不然就是被當成某種「奇蹟」不予深究，因而未能累積足夠認識。其實我們認為，倘若有機會做更多研究深入探討，必然可以從中歸納出被現代醫學長期忽略的系統化因素。

我們在行醫過程中，不僅整合運用中西醫學、內科學以及神經科學，因緣際會接觸到佛法、物理學以及能量醫療，秉持開拓視野的心境，一路持續學習、研究並融會貫通，從而在其中發現，醫療、健康、疾病、佛學、物理學、能量醫療，其實都互相呼應、彼此連結。這印證了我們本就極為認同的「萬法歸宗」觀念，種種學問、道理、知識體系，或所謂的「法」，都不離其本，更是我們近幾年提出的「心念醫學」的根基。

中醫以宏觀的角度體察人體與自然環境之間的關係，已有數千年歷史；西方現代醫學則以微觀的角度，探討物質變化的各種層面，數百年來獲得長足的進展，成為顯學。在人類文明的歷史洪流中，不少所謂的另類醫學或其他療癒方式，也扮演獨到的角色，產生一定貢獻。例如近年來，「能量醫療」透過調整人體能量場域，對治疾病或從事保健工作，就因其獨到之處而愈來愈受重視。

在能量場域裡，「心」是主宰，不同於現代醫學中的神經醫學，將「大腦」視為人體的最高主宰，認為所有認知、思維、想法、情緒或念頭，都是大腦運作的結果，而「心念」也被歸為大腦的產物；從能量的角度來看，「心」一啟動就會帶來能量的流動，透過大腦的功能將想法、情緒和身體反應呈現出來，「身體」反而只是供我們這趟人生旅程所使用的工具。

每個人一輩子的生命旅程，都是由「靈、心、身」的能量流動循環所組成，我們的心念，甚至是心念底下的微細浮動，都與個人全身的神經網路，以及每一個器官相互連動，進而產生程度不一的反應與作用。如果要觀察一個人的能量場，可從他心念活動時所呈現的頻率，究竟是輕盈或沉重、混雜阻塞或順暢流動，看出心靈能量波動。要是一個人情緒經常糾結，能量就會顯得沉重阻滯，如此不但影響身體內部不同系統之間的平衡，也會影響個人與周圍人事物的靈性連結。

心念持續影響著個人所處的環境以及周遭的人事物，如何不被想法與情緒所困，對多數人而言，都是生命成長及維護健康的重要功課。

終其一生，每個人與他人、其他不同生命之間的靈性關係，往往就是觸發個人心念的關鍵力量。心念不但決定一個人能否擁有健康的身體、可能罹患什麼疾病；萬一生了病，心念更是疾病能否逆轉的關鍵所在。簡而言之，所有的起心動念，都牽引著個人的身體、心理、靈性，以及外在周遭能量場的動力。這也是為什麼「心念」可說是每個人來到這個世界最重要的學習課題。

早在兩千多年前，佛陀就告訴我們「一切唯心造，萬法由心生」，多年的親身經歷與學習經驗發現，無論從哪個領域的角度看待，都一再印證佛陀的話：「心」創造了我們的世界；身體的健康以及靈性關係課題的源頭，都跟「心念」息息相關，密不可分。

在我們的前一部著作《心念自癒力：突破中醫、西醫的心療法》（以下簡稱《心念自癒力》當中，我們闡述了「心念醫療」的概念與架構，論及心念活動、情緒起伏與人體健康或患疾之間的關聯，也涵蓋靈性層面的人際關係課題。臨床上我們看到許多人，因為自己大腦的想法或心理、情緒反應等，導致各種慢性疾病，同時也見證許多個案在調整心念之後，神奇的緩解了現代醫學也很難對治的頑疾，其中不乏很嚴重的病症突然痊癒的真實案例。這些見證，讓我們更堅信心念與情緒能量，是造成疾病發生的重要成因，同時也是療癒疾病，恢復健康的關鍵所在。

《心念自癒力》出版後，獲得許多讀者的迴響與鼓勵，亦榮獲博客來網路書店二〇二一年百大暢銷榜醫療保健類第一名的肯定，我們無比感謝；同時感激促成及支持本書面世的所有因緣，讓我們能將身心靈旅程上的學習心得持續跟大家分享，希望未來能幫助更多人解除病痛、恢復健康，讓生命更臻圓滿。

延續《心念自癒力》一書「心念修復」概念，這本《逆轉慢性病》更深入討論心念運作與慢性病之間的關係，幫助讀者看到疾病背後需要調整的關鍵連結，以及如何透過調整心念來逆轉疾病；此外，本書更廣泛說明何謂健康、病痛的成因、老化與日常身體保養，同時也探討身心靈的學習與成長等，希望有助於讀者更深刻理解維護健康的理論基礎與實踐方向。

相信未來醫界必然會有更多融合東西方醫學、另類醫學等各領域的整合性醫療，我們也深信，無論是「心念醫學」或「能量醫療」，都能獲得更深刻的應用與實踐，「修心」與「身心靈整體」的宏觀思維，得以在健康維護與疾病療癒的領域中得到應有的重視。這些努力的過程，為的都是幫助病人脫離病苦、擁有健康身心，讓寶貴的生命發揮最大的價值。

因緣際會來到世間這趟人生旅程，我們很感恩每一位家人、師長、同學、朋友，以及所有在生命中相會、相聚的因緣；更感恩在行醫過程中，有緣來到我們診間的病人，感謝您們願意與我們分享自己的生命故事，讓我們學習，進而成為我們在醫療領域中不斷精進的助緣，也因為您們，我們才能對人類身體的病痛有更多的瞭解與認識，以此協助更多人；同時，也讓我們自身能夠跟著大家一起療癒，共同成長。

本書的出版，要感謝天下文化團隊，還有協助彙整修潤文稿的廖慧君女士，以及所有參與本書編輯的工作人員。人生是一趟學習、成長、感恩與貢獻的旅程，未來我們將持續在心念醫療及心靈學習的路上貢獻我們的力量。祝福大家！

心念

「心念」一詞字面上解釋為「心中的念頭」，也就是內心的想法、內在的心理活動。這裡的「心」，從能量角度出發，是一個人的能量本質所在，只是藉由大腦的運作機制，來產生不同的心念活動。

古代認為「心」主管人的思緒，延伸出包含思想、意念、感情等面向，沿用至今，則有思維、心理、腦部活動等意涵，常見的用詞，如：心思、心理、心情，抑或心碎、傷心、心想事成等詞彙中的「心」也都指稱同一件事。

本書中的「心念」則涵蓋了「心的運作過程，以及想法、念頭的浮現與影響的層面」。

PART

I

健康，身心靈的生命課題

1 平衡身心靈，身體「真」健康

人體是一個極度精密的能量結構。

細胞是生命體的最小單元，而人體是由數十兆個細胞所構成。數量如此龐大的細胞群，在組成人體的大腦、眼、耳、鼻、舌，到心、肝、脾、肺、腎等各種器官結構後，分工合作，各司其職，確保身體的呼吸、消化、皮膚、肌肉、骨骼、神經、淋巴、泌尿、生殖、內分泌、心血管等不同系統，都能正常運作發揮功能。隨著年歲漸漸增長，身體器官將不可避免的自然老化或受損，但是即使身體的損傷嚴重，甚至難以維持正常運作，我們的心臟也會盡可能堅守崗位，直到生命的最後一刻。

在如此精密的人體結構中，大腦與全身綿密神經網路的連結，扮演著非常重要的角色。

大腦接受來自眼、耳、鼻、舌、皮膚等身體感官傳入的訊息後，認知並判斷訊息的意義，同時與過去的記憶資料相互比對，進而產生各種感受、想法、念頭與反應。透過大腦與身體的神經迴路、自主神經系統（交感神經、副交感神經）、內分泌系統及免疫系統等相互連結發揮作用，再回過頭來影響身體的各個器官。因此，一個人的身心靈在這樣日復一日的循環流動下，能否取得「動態平衡」，決定了這個人的健康狀態。

健康，是一種動態平衡

健康的動態平衡，是指人體組織與器官在每日的損傷與修復過程中，能夠維持一定的平衡。若是受損的程度超過修復的程度，那麼身體組織與器官的功能就會逐漸下降；反之，如果我們能讓動態平衡朝著修復的方向提升，無論是減少身體損傷，或是增進自我修復的能力，那麼即使生了病也有痊癒的機會，就算是常見的慢性疾病，甚至是讓人聞之色變的惡性腫瘤，只要人體有足夠的自我修復能力，就有恢復健康的可能。

人體重要的修復能力，必須仰賴大腦與神經網路及各個系統的密切合作，才能有所發揮；相對的，身體的損傷、器官的疾病，也都與人體的各個系統息息相關。當人體無法正常修復各種損傷，細胞與組織就會出現代償性調整，若調整到一定程度，損傷仍然無法改善，器官功能就會開始產生異常或出現結構上的改變，這經常就是腫瘤發生的原因。

多年的臨床經驗，我們發現各種疾病的背後，往往都有一個或多個糾結的心念或情緒，跟個人的能量動力糾纏連結，只要能夠解開導致疾病背後糾結的心念或情緒，其實多數的疾病都有機會得到緩解，頑固的症狀可能瞬間消失，久治不癒的腫塊也可以當下軟化。因此要逆轉疾病，進而回復健康，關鍵因素之一就在於「心念修復」。

從身心靈層面看待健康

傳統上，健康的定義往往聚焦在身體結構與功能是否正常發揮作用。一九四八年，世界衛生組織（WHO）為「健康」下了一個更完整的定義，將健康與身體、精神（心智）以及社會層面的幸福（well-being）整合在一起。自此，健康不再只是狹義的定義為沒有疾病或身體失能，世界衛生組織的健康新定義，納入了東、西方文化中都提及的，所謂「身、心、靈」概念。也就是說，除了身體病痛之外，個人的健康與自我內在精神，以及社會層面的幸福和諧密不可分。

我們的前著《心念自癒力》和本書，核心思考即在詮釋身、心、靈之間的密切關係。身體層面，與人體各個器官與系統之間的動態平衡有關；心理層面，則是人類的心念與情緒運作；至於靈性層面，談的是人與人之間、人與各種生命之間的關係。

身心靈三個層面之間的平衡狀態，決定了個人身體健康與否；若身心靈不平衡，則產生招致疾病的動能。當我們把卡住的情緒能量鬆開，疾病的推動力就會瞬間失去力道；而要完全解除疾病的推動力，還需要轉動卡住的心念。一旦我們不再被自己過往留下的記憶所困，被強烈情緒所綑綁的「心結」才能真正解開。只要能讓疾病的推動力失去力道，身體各個系統自然會逐漸恢復穩定，這時候人體的自癒力才有機會啟動，開始修復我們的身體。

健康的「身體」層面

提到「健康」，許多人最直接聯想的就是「身體」健康，通常也指身體是否有外傷、慢性疾病，或是各種病因造成的行動不便、臥床、無法自理等需要依賴他人照護的問題。

我們對一個人的「健康印象」，經常是從這個人的說話內容、談吐語氣、臉部表情、身體外觀、肢體動作、身形姿勢、行進步態，到情緒反應等互動中予人的感覺，來判讀這個人是否健康。人體健康的確是日常生活中，各種關係課題、思維模式、情緒浮動與身體病痛的綜合性反應，其中靈性、心理與身體三個層面缺一不可。

人如其食

有句俗諺說得貼切，「You are what you eat!」人如其食。我們身體的基本組成，和我們的日常飲食互為因果。

人體結構的運作，從大腦思考到身體活動，都需要透過食物來獲取所需的營養成分。這些成分包括：水、脂肪、蛋白質、膳食纖維、碳水化合物，以及各種維生素、礦物質。如果缺乏必要的營養素，身體的結構與功能就會受到影響；假如攝入無用或是有害的物質，則會增加身體的負擔，甚至造成損傷。

每日飲食的選擇，從各種食材到油、鹽、醬、醋等調味料，或是各種添加物，都會對身體的健康程度與修復能力產生作用。因此，來者不拒、隨意亂吃的話，很容易在不知不覺中傷害身體。

現代人生活忙碌，外食機會多，在追求快速、便利、價廉，還要兼具色、香、味等諸多條件的前提下，健康經常會被犧牲，多數人很少留意每天到底吃進多少身體不需要的成分。在食品加工技術愈來愈出神入化的今日，化學添加物的增色、添香、提味效果神奇，而且價格比天然食材便宜許多，自然成為許多餐廳或食品業者的首選，這也讓民眾外食時吃到化學添加物的潛在風險大增。

天然食物本身的色、香、味不會對人體產生負面影響，但是化學添加物所合成的色、香、味，卻會給身體帶來負擔與傷害。食品添加物發展至今已有超過七百種，林林總總約有十七大類，並且還在逐年增加中；各式添加物，包含防腐劑、著色劑、調味劑、乳化劑、黏稠劑、漂白劑、保色劑、甜味劑、膨脹劑、化學香料、抗氧化劑、品質改良劑等，在我們的日常飲食中幾乎可說是無所不在。

雖然許多食品添加物有通過法規許可，但若是日常飲食不多加自覺，持續攝入這些化學合成物質，久而久之將造成身體極大負擔。更何況，某些食物還可能被摻入硼砂、甲醛、螢光增白劑等有毒致癌物，或是合成螢光色素等非法食品添加物。

我們的味覺、嗅覺等感官覺受，決定了大腦對於食物的認知。因此，要判斷食物來源的好壞，不能只依賴感官，還必須有意識的訓練大腦去學習與辨識，讓感官與身體也跟著體驗與感受。

如果我們長期食用被汙染或是摻有化學添加物的食物，久而久之，大腦對食物的認知與理解就會跟著調整，去適應非天然的食物味道，甚至以為這樣的味道才是正常食物應有的口感與滋味。一旦大腦接受了人工的味道，身體被不健康的飲食習慣所累，日後就需要花費更多力氣才能清除這些對身體有害的物質。

臨床實務經驗發現，如果從小就習慣天然、無汙染、無化學添加物的食物，接觸到被汙染或有添加化學合成物質的食物時，身體很快就會出現不舒服的感覺，對於人工合成的味道會自然排斥抗拒；反過來說，如果從小的飲食就經常出現受汙染或是含有化學添加物的食物，日後再吃到天然食物時，反而會覺得口味不佳，不然就是嫌味道太淡，這時即使明白天然食物對身體較好、較無負擔，也可能因為吃不慣而覺得不好吃、不愛吃。

身體的雜訊

新鮮無汙染的食材本身天然的味道，應該是最理想的鮮味。有機無毒的食材也許價格稍高，或是外觀不那麼美觀完整，卻是較為健康的選擇。

今日的化學合成技術純熟，幾乎任何味道都可以模擬，價格也十分低廉，造成食品添加物使用浮濫。不少人在適應加工或化學合成的味道後，看到或嘗到食物本有的顏色和滋味，反而會感覺不對勁，芋頭、草莓、素肉就是很常見的例子。

也有不少人從小就習慣吃添加了味素／味精（L-麩胺酸鈉）等人工鮮味劑的料理，使得味蕾認定食物應該具有特定的「甘味」，結果吃到沒添加化學調味的食材做出的料理時，反而會覺得不夠甘甜鮮美。

曾有不少餐飲業者私下表示，他們也不想使用味精或人工調味料，但只要捨棄不用，客人就覺得東西不好吃，使得生意大受影響。有些業者甚至信誓旦旦的說，幾乎所有餐館都會使用味精。

一杯要價百元的蔬果汁，如果採用有機蔬果製作，成本可能高達七、八十元，若使用一般蔬果，成本就馬上掉到三、四十元，但如果大部分用化學合成的原料去模擬蔬果汁的味道，成本可以低於十元。如此巨大的價差，如果在商言商，追求利潤極大化，可想而知會有多少店家選擇節省成本。

一個人如果經年累月吃進不需要的物質，除了造成身體的「物質」負擔外，還有「能量」的負擔，身體各個細胞的組成與結構會變得不穩定，久而久之還可能把許多化學物質誤認為是身體的一部分，持續干擾器官的代謝過程與細胞的穩定運作，通常我們把這些物質面或能量面的干擾稱之為「身體的雜訊」。

我們可以試著檢視一頓簡單日常飯菜：主要食材通常包含海鮮、肉類、蔬菜及水果；其次則是鹽、醬、醋、香料等由天然食材製成的調味料；再來是從黃豆、芝麻、花生等植物，或從雞、鴨、牛、豬等動物身上榨取所得的油脂。

此外，飲食中還可能含有抗生素、荷爾蒙、甜味劑、殘留農藥、化學合成物質等成分，以及多屬人工（少數為天然）的著色劑銅葉綠素鈉、合成番茄紅素，或是紅、藍、綠等各色食用色素，抑或是煤焦經化學反應合成的人工合成色素等。這類食品添加物，就是潛藏在食物中干擾身體的雜訊。

從能量的角度來看而言，自然栽種、無汙染的蔬果具有很高的生命能量，但從使用化肥、農藥的土地中長出來的植物，因為受到汙染，除了能量低落，還可能造成身體沉重的負擔。此外，各種葷食肉品，因為承載了屠宰過程中動物所產生的「負面情緒能量」，使得葷食的能量往往十分沉重。如果非得食用肉品，最好不要吃自己照養、宰殺的動物，並且食用時一定要感謝與祝福動物犧牲生命來讓我們飽餐。

所有的食物從生長、收成、屠宰、處理、烹調，一直到被我們食用，進入身體的每個瞬間，都會產生能量訊號，端看個人能否感受得到。今日的生活環境，儘管再怎麼小心，也很難確保不會吃到不是天然的食物，但只要保持敏銳的味覺與乾淨的身體，吃到含有殘留農藥或化學物質的蔬果食物時，就可以比較容易辨別得出來。

化學合成或非天然的食物經常帶有苦味，食用後口腔容易出現破皮或潰瘍，當食物進到食道與胃部，可能會有灼熱的異樣感覺，攝入化學合成食材對身體所造成的影響或傷害，通常需要經過一段時間才會逐漸淡化、消失，而身體也必然得消耗許多能量才能修復，所以不少長期外食或不慎選食物的人，往往容易感到疲累。

一般而言，人體全身的細胞要從頭到腳全部替換一輪，大約需要七年的時間，與其事後再耗費能量來清理，不如從源頭就阻斷這些有害身體的元素進入體內，因此維護身體健康的首要方法，在於減少各種垃圾食物進入身體的機會。

現今臺灣已有許多小農努力耕耘有機、無毒、友善農法的蔬食食材，也在栽種的過程中盡可能減少對大自然的破壞。鼓勵大家能多多選擇這類食物來源，不僅減少身體的負擔，也兼顧愛護生態環境。同時也期盼愈來愈多農人加入有機無毒或是友善農法耕種的行列，讓人們有更多優良食材的選擇。

想要盡力維護身體健康，無論何時開始都不算晚，不如就從讀到這個段落的現在，開始學習調整飲食，好好照顧自己的健康。

有關營養學及日常飲食的相關知識，可以延伸參考許瑞云醫師所著的《哈佛醫師養生法》及《哈佛醫師養生法2》兩本書。

照護身體，日常飲食是基礎

要照護好「身體」，日常飲食與營養很重要。以下有幾個極為關鍵卻經常被忽略的營養問題與健康觀念，值得我們注意。

不可或缺的蛋白質

蛋白質是人體重要的能量來源，蛋白質攝取不足卻是相當常見的狀況。如果蛋白質攝取不足，人就容易疲倦，老是顯得有氣無力，也會導致指甲脆化、皮膚乾燥、免疫力低下、傷口不易癒合、頭髮稀疏斷裂，引發牙齒鬆動，影響骨骼密度，甚至還會使人情緒起伏較大，誘發一連串問題。

早期醫學研究認為，人體的蛋白質攝取的基準量每公斤體重每日應攝取〇．八公克蛋白質，也就是一個體重六十公斤的成人，每日應攝取四十八公克蛋白質。但是近期的醫學研究則將這個基準上修，建議每人每公斤體重應該每日攝取一．二到一．八公克蛋白質。如果平時有做肌肉訓練的人，還應該更高一些，也就是說一個六十公斤重的成年人，每日應攝取蛋白質至少需要七十二公克。

常見的蛋白質來源有魚、肉、蛋、奶、豆類、堅果類、全穀麥等食材。但是動物性蛋白質不利於痛風、腎臟病、高血壓、癌症、心血管疾病等慢性病患者，而對年長者來說，動物性蛋白質較不易消化吸收，所以動物性蛋白質不宜攝取太多。相對的，植物性蛋白質只要搭配得宜，多方攝取，無論是品質或含量都不比動物性蛋白質差，且沒有動物性蛋白質容易造成慢性病惡化或加重身體負擔的問題。

有些素食者只依靠豆腐做為補充蛋白質的來源，這樣容易造成蛋白質攝取不足。一塊一百公克的豆腐，只含有五公克蛋白質，遠遠不足每人每日應補充的分量，更別說許多素食便當中的豆腐根本就不到一百公克，其他食材不是蔬菜就是米飯，長期下來很容易出現蛋白質攝取不足的問題。

有些長年茹素者，看起來面黃肌瘦，身體也常顯得消瘦或浮腫，如果再加上缺乏運動，肌肉質量跟著下降萎縮，使得力氣變小、活動力變差，常處於疲倦無力、精神不濟的狀態，追根究柢，往往都跟蛋白質攝取不足有關。

我們也是長年的蔬食者，為了補充足夠的蛋白質，習慣在每天早上喝一杯用黃豆、黑豆、糙米、黑芝麻、亞麻仁籽、啤酒酵母以及各種堅果，兌水煮熟後，研磨得細滑順口的蛋白質飲品。坊間有可自動煮打的調理機，只要直接投入各種食材，按下調理機就能輕鬆做出好喝又健康的蛋白質飲品。

除了早餐的蛋白質飲品，我們的午、晚餐，會選擇豆腐、豆皮、天貝、扁豆、豌豆、四季豆等各式豆類食材，以及藜麥、堅果、深綠色蔬菜等富含植物蛋白的食物。偶爾外食如果擔心蛋白質攝取不足，就會在下午補充一杯乳清蛋白粉加黑豆粉調製而成的蛋白質飲品。

市面上有不少蛋白粉可供選擇，其中有許多為了增添口味，額外添加很多糖、香料或調味劑，購買時一定要看清楚，成分愈單純的愈好。如果選擇全植物性蛋白粉，考量植物性蛋白的胺基酸不完整，可以適量添加一些豆類或穀類磨成的細粉一起沖泡，以確保攝取完整胺基酸。

經常被忽略的維生素D

維生素D是很重要的脂溶性維生素，維生素D缺乏的問題不僅普遍，也常常被忽略。

維生素D和鈣質吸收，以及骨骼、牙齒、皮膚、毛髮、大腦、神經肌肉和細胞的生長，有著密不可分的關係。如果缺乏足夠的維生素D，就可能導致骨質流失，產生骨質疏鬆、骨折、牙床不穩、牙齒脆弱、頭髮稀疏、容易掉髮等問題。此外，維生素D也跟我們的免疫系統息相關，如果長期維生素D不足，就容易生病、感染，不但傷口難以癒合，更甚者還可能增加罹癌機率，許多慢性病以及乳癌、結腸癌或前列腺癌等疾病，都可能與維生素D的缺乏有關。

醫學研究發現，維生素D不足可能也是導致糖尿病的原因之一，血液中維生素D的濃度若足夠，就比較不易罹患糖尿病。對於已經確診的糖尿病患而言，確保攝取足夠的維生素D，也較有利於控制血糖，而新生兒若是維生素D不足，罹患第一型糖尿病的機率也會增加。

維生素D在穩定大腦上也扮演很重要的角色，維生素D不足的人容易情緒低落，或有疲倦、失眠等問題，也可能增加罹患憂鬱症的機會。一項針對新生兒的研究發現，體內缺乏維生素D的新生兒，成年後罹患精神分裂症的風險，比體內維生素D正常的新生兒高了百分之四十四。

臨床上建議病人測試血液中維生素D的濃度時，發現超過百分之八十的病人都有維生素D不足的問題，其中辦公室上班族更高達百分之九十五，因此很多時候只要適度補充維生素D，不少病人就會明顯感覺身體變得較為強壯穩定。目前健保對於血液中維生素D濃度的測試並無給付，不妨到檢驗所自費測試。

血液中維生素D的理想值介於三〇到六〇ng/mL，年長者、女性停經，或有骨質疏鬆、骨折問題的高危險族群，以及接受過腸胃道手術的人，應定期追蹤血液中維生素D含量，建議應至少維持在三〇ng/mL的水準。

陽光、食物以及口服補充劑，是維生素D的三大來源，其中又以透過日曬，讓太陽光的紫外線幫助人體合成維生素D最為理想。很多人愛美、怕長斑，更怕曬黑，外出時總是勤擦防曬乳、穿長袖、撐陽傘，就連開車也會加裝隔熱玻璃來阻擋紫外線，但過度防曬容易造成人體自行合成維生素D的機會被剝奪，對身體健康不是好事。

其實太陽是極佳的能量來源，曬太陽除了能補充維生素D，還能讓人心情愉悅，減低負面念頭。如果想要依靠日曬來獲取維生素D，最好是在白天上午十點到下午兩點的時段，外出曬太陽十五分鐘，但日曬也不宜過久，以免造成曬傷等其他問題。

由於人體自行合成維生素D與日曬有絕對關係，因此在陽光鮮少露臉的地方，民眾就更容易有維生素D不足的隱憂。即使臺灣的夏、秋兩季日照充足，但對於朝九晚五的上班族而言，只想單靠曬太陽來補充身體每日所需的維生素D，恐怕還是不太夠。

此外，天生膚色較黑的人，也較不易依靠日曬讓身體自行合成維生素D。身體要能自行合成維生素D，得要肝腎功能健全，所以慢性肝病、慢性腎臟病或洗腎患者，就需要額外補充維生素D。

想要只靠飲食補充維生素D的難度太高，原因在於除了鮭魚、秋刀魚等少數魚類，或是真正日曬而成的乾香菇，日常生活中大多數食物都不含維生素D。魚類可能含重金屬的隱憂，實在不宜多吃，加上現今市面上真正日曬而成的乾香菇也奇貨可居，想透過日常飲食來補充維生素D，其實很難補足每日所需，因此口服維生素D補充劑，還是較為方便有效的選擇，滴劑又比錠劑容易吸收，也不會有太多添加物。

雖然補充維生素D很重要，但建議還是要先測試血液裡的維生素D濃度，再請教醫生如何補充，以及需要補充多少劑量。維生素D並不是愈高愈好，血液中若維生素D過高，可能會有中毒疑慮。

蔬食者多留意維生素B_{12}

近年來環保、動物權利，以及共生等觀念日盛，愈來愈多人採取純素、蛋素、奶素、蛋奶素等飲食方式，加上許多醫學文獻指出大量肉食與心血管疾病或惡性腫瘤之間有一定的相關性，也讓愈來愈多人改採蔬食飲食。

如果從心念能量的角度來看，當食物被人體消化吸收後，食物本身的營養成分、殘留物質或化學添加物，甚至是動物被宰殺時留下來的情緒能量，都會對食用者的身體產生影響，因此減少食用葷食，對健康確實具有正面意義。

就算無法成為嚴格的茹素者，只要能夠提高蔬食比例，就有助於維護健康，降低罹患三高等慢性病的機率，甚至還能讓心血管疾病或惡性腫瘤得到緩解。

雖然增加蔬食、減少葷食有益身體健康，但由於人體無法自行合成水溶性的維生素B_{12}，而維生素B_{12}只存在於肉、蛋、奶或發酵食品、營養酵母等動物性食材中，因此素食者應留意維生素B_{12}的攝取或補充，除了從天然發酵食材，如天貝、納豆、啤酒酵母或優酪乳中攝取維生素B_{12}，若有需要，也可選擇合適的維生素B_{12}保健食品。

維生素B_{12}是人體醣類、脂肪、蛋白質與葉酸代謝與利用的重要輔酶，也與身體的神經系統、造血系統緊密相關，成人每天約需二·四微克的維生素B_{12}來確保身體代謝平衡。

若長期維生素B_{12}不足，可能導致貧血、舌炎、味覺減退、腸胃道症狀、憂鬱、感覺異常、思覺失調、大腦認知障礙、思考能力下降、神經末梢病變、心臟功能減退等症狀，嚴重的話還可能導致不可逆的神經系統損傷。

如果要瞭解自己目前的飲食習慣是否足以維持血液中維生素B_{12}的正常濃度，不妨接受血液檢驗，一般而言，血液中維生素B_{12}的正常含量約介於一八〇到九一〇pg/mL之間，一旦低於二五〇pg/mL，就要盡早治療。

牙齒健康，身體才會健康

牙齒是身體健康很重要的一環。許多人不重視牙齒保健，還不到三十歲就有缺牙問題的人比比皆是。其實牙齒的照護愈早開始愈好，最好是從孩童期就培養良好的口腔衛生習慣，以免等到成年之後為蛀牙、牙周病等問題所苦。不過就算起步再晚，但為了延緩牙齒脫落，不必太早安裝全口假牙，只要開始照顧牙齒，多少都有幫助。

現今常見的牙科門診三部曲，就是補牙、根管治療以及植牙。事實上，如果能把牙齒與牙齦的照護當成牙齒保健的第一道防線，每三到六個月定期檢查，透過良好的牙齒保健習慣與追蹤維護，效果絕對比等到牙齒或牙齦嚴重損傷後才展開牙科門診三部曲要好得多。

牙齒是消化系統的第一道關卡，負責把食物切割、磨碎、咀嚼，然後才好將食物送進胃部消化。除了進食之外，牙齒還有許多重要功能，包括口腔語音的輔助、維持臉形美觀、確保面部骨骼正常發育，甚至還攸關大腦以及個人整體健康。

成年人想讓天生的二十八到三十二顆恆齒，可以正常用上數十年，如今難度變得愈來愈高。由於現代人的飲食含有愈來愈多精緻加工食品，以及愈來愈少的高纖天然食材，一消一長之間，使得牙齒咀嚼的次數大幅縮減，進而弱化了牙床及顎骨結構。此外，現代人的生活主場域多在室內，接受日照的時間大幅減少，導致維生素D和鈣質不足，再加上含糖飲料盛行，蛀牙風險大增，都讓維持一口健康牙齒的難度愈來愈高。

保持牙齒健康除了牙齒本身的清潔維護外，牙齒和牙齒之間，以及支持牙齒的牙齦，都必須一併照護。常見的牙周病、牙周炎，就是牙齦與牙齒之間的牙周韌帶、齒槽骨等結構發生變化，致使牙縫增大，形成牙菌斑、牙結石或牙周囊袋，造成牙齦萎縮、牙根暴露、牙齒鬆動、齒槽骨流失、骨骼疏鬆等問題，如果未能妥善處理，後續還可能引起慢性發炎。

醫學研究證實牙周炎會增加身體血液的發炎反應物質，使得腦中風、高血壓、心肌梗塞與血管硬化的機率跟著上升，對於糖尿病控制，甚至與癌症、心臟病、勃起障礙或發炎性腸道等疾病都有相關。老年人如果患有牙周炎，也可能對記憶力與計算能力造成負面影響。

維護牙齒與牙周的健康，對於個人身體健康有著直接且深遠的影響。根據統計，高達八成以上的成人有程度不一的牙周病，但其中近半數的人毫無自覺，或即使知道了，也採取消極的態度，置之不理，任其惡化，沒有意識到牙齒跟大腦以及身體健康之間的關係。

牙齒是非常敏感的器官，大腦所感受到的壓力、勞累或睡眠不足，往往會直接快速的反映在牙齒與牙周的平衡穩定狀態，即使做好日常口腔清潔，也攝取足夠的營養，但只要大腦過於疲累，或是心念浮動太甚，口腔的平衡與穩定就可能遭到破壞。

多數人總把牙齒的問題限縮在牙齒本身，以為做好補牙、植牙，就算是做好牙齒保健，但從多數成年人都有不同程度的牙周疾病這個事實來看，牙齒的痠痛不適，其實是在提醒我們身心可能有些狀況，因此除了做好口腔衛生與牙齒清潔，也要確保日常生活規律，維持足夠的睡眠、適當的休息，並且避免個人內在情緒的強烈起伏。

真實案例　擔心不安害怕，讓元氣大傷、齒牙動搖

亦晴來到診間的時候，整個人焦慮不已，她說自己正在矯正牙齒，卻同時出現嚴重的牙齦下陷、牙齒動搖的問題，而且還在持續惡化中，這讓她擔心得吃不好也睡不著。為了讓自己精神元氣好一些，她還特地去看中醫，也乖乖服用中藥，但一段時間過去，效果卻十分有限。

亦晴是在生完老大之後開始矯正牙齒的，到現在已經戴了三年牙套，連老二都已經出生滿週歲了，牙齒矯正居然還沒有完成。她說每次去診所，只要聽到牙醫說狀況不好，她就寢食難安，甚至惡夢連連，每次都夢到牙齒一顆顆掉下來，把她嚇得從夢中驚醒。

我告訴亦晴：「你的牙齦萎縮問題是因為氣血不足引起的，因為矯正牙齒戴牙套，會讓飲食受限，胃口不佳，而飲食是人體能量的主要來源，一旦飲食失衡，自然容易出現能量不足的情況，加上你又連生兩胎，身體連續大量消耗，難免會有雪上加霜的現象，請中醫幫忙

補氣是很好的做法，問題在於你又耗費太多心神在擔心害怕，所以雖然一面在補氣，一面又給自己挖了一個大洞不斷的漏氣，補得多卻損失得更多，元氣根本來不及恢復，人當然強壯不起來。」

亦晴憂心忡忡的說：「牙套不能拿掉讓我很煩惱，現在還出現牙縫擴大的問題，一個問題沒解決，卻又生出另一個新問題，所以我對我的牙醫不是很諒解，光是下排牙齒歪掉，拉了一年多都拉不回來，結果為了縮小牙縫，又導致咬合的問題。」她又是煩惱，又是生氣。

我一邊幫亦晴調整焦慮的情緒能量，一邊跟她說：「有牙縫就有牙縫，清理乾淨就好了。如果牙齒咬合不良，那吃東西時就嚼得久一點。一味的擔憂和害怕，就是一直在耗氣和洩氣，所以牙齦的問題才會一個接一個來。不如先學習去接受已經發生的事實，把牙縫清乾淨，咬合不好就咀嚼久一點，這些都不是解決不了的事情，一旦我們氣很飽足，牙齦就不會繼續惡化和塌陷，否則讓自己一直在耗氣，問題就會沒完沒了。」

「所以，我不用擔心以後會怎麼樣嗎？」亦晴不確定的問。

「人本來就不必擔心以後會怎麼樣，擔心只是讓自己困在想法與恐懼裡。一個人如果想擔心的話，什麼事都可以擔心，從擔心今天出門會不會被車子撞，到如果被車撞了會不會斷腿，又萬一腿斷了會不會以後不良於行，甚至搞到癱瘓在床……。不然也可以擔心自己會不會3C使用太多搞到眼睛壞掉，甚至失明看不見，要是不幸失明了，不是這也不能做、那也不能做了嗎？真的想要擔心的話，人生處處都是可以擔心的事，根本多到數不清。」

「為什麼我這麼會擔心呢？」亦晴實在想不通。

「所有的擔心都是因為沒有活在當下，你原本就擔心牙齒，又因為牙醫的話讓你更加擔心，但你所擔心的事，根本都還沒有發生，也未必會發生。事實上，生命當下的每個人都是完美的，此刻、現在，你有什麼問題嗎？沒有啊！如果我們能夠專注在每個當下，就什麼問題都不會有，我們可以是輕鬆喜悅的狀態。」

「可是我害怕牙齒會掉下來，牙醫說我如果現在拆掉牙套的話，整個下排牙齒都會搖動，這話也讓我吃不下、睡不著。當初牙醫跟我說懷孕也可以矯正牙齒，可是後來他說的話又不一樣，我知道我不該埋怨牙醫，但我就是無法不介意。」

「每個人的狀況都不一樣，一般來說醫生很難給予百分之百確切的診斷，可能有些人本來有一百公斤的氣血能量，即使懷孕耗掉十公斤的氣血也不會有太大影響，但是有些人本來就只有十五公斤的氣血能量，一旦懷孕耗掉十公斤的氣血，那身體就有可能承受不住，原因正是每個人的能量狀況不同，所以結果也不會相同，但我相信你的牙醫一定也不希望你遇到這麼多問題。」

「理性的想，我知道不能責怪牙醫，但是心裡還是忍不住會想，為什麼他當初說的跟後來實際的情況都不一樣，原本說只要兩年就可以拿下牙套，但現在都已經戴了三年還不能取下來，而且現在牙醫好像暗示我以後會愈來愈糟糕，萬一一輩子都不能拿掉牙套怎麼辦？何況牙醫還很肯定的說我矯正完成後，未來牙齒絕對還是會亂掉，那我豈不是白整了嗎！」亦晴愈說愈懊惱。

我告訴亦晴：「人所有的擔憂，都是因為心思脫離現在，跑到未來。『害怕牙齒動搖、牙齒掉下來』就是讓心脫離當下，假想活在未來的結果。與其擔心，我們可以用能量的方法去鞏固牙齒，可以試著想像有股能量在支撐我們的牙齒，幫助細胞恢復，因為心念會產生能量，所以相信自己是被支持的，身體就會跟著得到支持。如果像你現在這樣一天到晚都在製造牙齒會掉、牙齦會萎縮的心念，就等於是重複在跟自己的身體下達這樣的指令，結果牙齒、牙齦自然就會變得愈來愈無力。

你也可以選擇把焦點放在不一樣的意念上，像是：『謝謝牙醫的擔心。』然後把牙醫的擔憂還給他，那是他的想法，是他從牙醫的角度和過去的經驗所產生的想法，但這是他預測的，事實不見得一定會如此發展。不過你的牙醫並沒有故意要騙你或嚇唬你的意思，他一定也不想讓你這麼焦慮不安。既然你都說牙醫之前跟你講的都不準，那你大可以選擇不去相信他對你日後牙齒狀況的擔憂。人的心念有很強大的療癒力，可以創造自己想要的結果，透過專注的觀想，去想像牙齦有很好的氣在流動，就可以幫助細胞愈來愈豐盈、健康。」

人體的牙床健康跟腎氣（先天元氣）息息相關，愈是恐懼的人，腎氣消耗得就愈多，元氣精神自然就愈差。抗拒現況只會讓人持續處在焦慮、不安和害怕之中，一旦接受現況，懂得安住在當下，並且能夠感謝自己身體的每個部分，那麼美好的療癒就會從此展開。

幾個星期後，亦晴回覆近況，她說當天走出診間時，有一種好溫暖的感覺，很謝謝我們給她的幫助，這次門診真的把她從莫名驚恐的狀況中拉出來，謝謝我們的開導，讓她得到很大的釋放和安慰。當天回家後，亦晴不但吃得下，也睡得著了。

後來她持續每天認真冥想，發現牙齒真的有明顯改善，現在牙套已經順利拆下，牙齦下陷的問題也沒再惡化，原本搖搖欲墜的牙，都已經不大晃動，穩定多了，也是從那天開始，亦晴再也沒有夢到牙齒掉下來，就算偶爾還是會在夢中感到焦慮，但已不再是惡夢連連，夜不成眠。

亦晴的個案應該是我看過有關牙齒問題的唯一病例，一般人牙齒有問題時，都會直接尋求牙醫協助，不會來找內科醫師，所以我處理病人牙齒問題的經驗很少，但我相信有牙齒或牙齦問題的人應該很多，所以在取得亦晴同意後，特別把她的經驗跟大家分享。

兒童時期的牙齒照護，對於成年後的牙齒健康有著非常直接的關係，建議要找到信賴的家庭牙科醫師定期洗牙檢查，並且從小培養正確的牙齒照護觀念。

日常生活中，最好盡量避免含糖食物或飲品，也要少喝汽水、果汁等酸性飲料，其他如酒、茶、咖啡等飲品，可能形成色漬影響美觀，如果在意，建議盡量少喝；加工食品也可能對牙齒健康造成負擔，最好能不吃就不吃，多選擇天然、高纖的食物，增加牙齒咀嚼的機會，有助於刺激唾液分泌；另外，適量補充維生素D與含鈣食物，每天飲用足夠的水，也都有助於維護牙齒健康。

牙齒的重要作用之一，就是咀嚼固態食物，咀嚼的過程可以幫助牙齒與顎骨結合，也能幫助牙齒強化，特別是咀嚼的次數與過程中，能夠刺激連結大腦與口腔、臉部的顱神經與肌肉，幫助維持記憶力與智力，對於大腦的整體功能有很大的助益。研究顯示，許多人在大腦功能退步、失智之前，經常伴有牙齒咀嚼功能的喪失問題。

口腔的衛生保養，首重補充足夠的水分，以確保口腔能夠分泌足夠的唾液，因為唾液在口腔的酸鹼平衡上，扮演關鍵角色，一旦水分攝取不足，口腔及牙齦變得乾燥，牙周發炎的機會就會增大。

平常可以多用溫水漱口，特別是在吃了甜食或酸性食物之後，用溫水漱口可減少附著在牙齒上的糖分，同時平衡口腔酸度。

此外，每日至少刷牙兩次則是照護牙齒的基本工夫。工欲善其事，必先利其器，因此選擇合適的牙刷，也是照顧牙齒很重要的一環。一支好的牙刷，從刷頭、刷毛，到刷毛末端都很重要。至於是否需要選用電動牙刷，根據美國牙科學會表示，電動牙刷與一般手動牙刷的保健效果差異不大，重點在於刷牙方式是否正確。手持牙刷最好以四十五度角，朝著牙齦溝的位置輕刷，還要避免過度用力，以免傷害牙齒表面的琺瑯質。

除了牙刷之外，牙線的使用是必須的，牙間刷、沖牙機也是幫助牙齒清潔的好工具，平時用餐或喝飲料之後，最好能善用這些工具來清潔牙齒，如果手邊沒有輔助工具，至少可以在飲食後以溫開水漱口。

當我們做好牙齒的清潔，經常漱口、天天刷牙並清理牙縫的食物殘渣後，可以試著每天撥出幾分鐘，將專注力與覺察力放在口腔、牙齦以及牙齒縫隙清潔後的感覺，把口腔清新舒暢的感受記下來，藉以提醒自己，每天起床、飯後、睡前，去感覺口腔是否做好清潔維護，常常感覺牙齒乾淨舒服。久而久之，牙齦、牙齒、口腔黏膜的感覺也會增強，一旦大腦與這些部位的連結能力增強，身體的自我修復能力也會變得更好。

牙齒健康維護的基本功，就是確保牙齦和骨骼的健康。在清潔牙齒時，務必確保牙齒和牙周囊袋之間的縫隙徹底清潔，無食物殘渣，以避免口腔酸度增高。此外，適度咀嚼也很重要，而牙齒要有足夠的咀嚼力，就必須確保骨骼健康，補充足夠的維生素D與鈣質，讓骨質密度緊實，以免產生骨質疏鬆、齒牙動搖等問題。

除了有形的牙齒、牙齦與骨骼的照護，牙周健康跟睡眠、情緒以及看不見的神經連結也有密切關係。睡眠是大腦重要的重整與修復時間，大腦穩定，才能夠與牙齒及身體各器官有好的連結，因此確保足夠的睡眠對於維護牙周健康十分重要；當然，個人情緒對於牙齒及身體各器官也有很關鍵的影響。

從經絡學與能量醫療的角度來看，不同牙齒對應不同的經絡，雖然這個部分的論述，目前還莫衷一是，臨床經驗尚不足以歸納出更具體的結論，但學著覺察自己的情緒，允許各種情緒自由流動與釋放，對牙齒及身體器官的穩定，都有一定的幫助。

如同大腦與身體器官有神經連結，大腦與牙齒、牙齦、舌頭、顎骨等口腔結構之間都有神經連結。人體之所以會有痠、痛、麻、熱、冷等感覺，都是感覺神經傳導串連的結果，因此神經連結在牙齒健康中也扮演重要的角色。不妨每天撥出一點時間，練習與自己的身體連結，感受自己從頭到腳的身體組成，試著從大腦送出愛、感恩與祝福的心念給組成我們身體的每一個細胞。

雖然現今植牙技術愈來愈發達，但植牙做得再怎麼好，無論是結構、型態到牙周韌帶的支撐力等面向，自然真牙仍有許多人工植牙無法比擬的優點，因此大多數牙醫師都認同，只要情況許可，保留自然真牙是最好的選擇，因此要盡可能延長自然真牙的使用年限。至於自然真牙能否健康長久的使用，還是有賴平時的用心維護。

身體健康評估與自我覺察

每個人對於身體健康的評估與自我覺察相當重要。健康評估包括透過西醫看診、檢驗、影像檢查等，來判讀身體當下的狀態。目前（迄本書寫作之二〇二二年初）衛福部國民健康署推出針對成人健康保健的補助方案，提供四十歲以上民眾每三年一次、六十五歲以上民眾每年一次的基本項目健康檢查，如果有超出健保局給付的項目需要檢驗，再自費增加檢查項目即可，推薦大家善加利用。

此外，藉由中醫看診的結果來加以評估，也是常見的方式。近年來「能量醫療」愈來愈受重視，綜合評估整體身心靈的「能量健檢」，即是在中醫與西醫之外，提供一個綜合多元的健康評估方式。

選擇合適的健康評估方式

長久以來，西方醫學蔚為主流。西醫學的身體健康評估，除了基本的身高、體重、血壓、體溫、呼吸、脈搏外，有三個主要評估方向：

首先，醫師從視診、聽診、觸診、叩診等面向，評估包括皮膚、口腔、胸、腹、肌肉、骨骼、呼吸聲、心跳音，以及肢體動作等各個器官、人體表徵與內在組織的健康狀況；其次，透過血液、尿液、糞便等檢體檢驗，根據檢驗結果判斷組成的物質成分是否有變動或異常；再其次，則是經由影像醫療儀器的檢查，例如透過內視鏡檢視食道、胃、十二指腸、大腸、關節等部分，或是以超音波、X光、電腦斷層（CT）、磁振造影（MRI）、核子醫學等影像檢查，來判斷內臟器官結構是否出現異常。

近百年來醫用儀器的進步，確實讓判斷身體內部結構正常與否得以更精準明確，而器官組織切片、細胞學檢查或器官手術後的各種病理診斷，也已是許多疾病診斷的重要依據。

年過四十的中年民眾，建議可以進行血球、血脂、肝功能、腎功能、維生素D，以及空腹血糖等基本血液檢驗，再外加尿蛋白、尿液血球等尿液檢驗，以及大便潛血檢驗，還有腹部、婦科器官等超音波檢查。患有高血壓、糖尿病、高血脂、心血管疾病的民眾，可以在定期健診或例行門診追蹤時，與主治醫師討論需要定期追蹤的健檢項目。

在西醫的檢驗之下，倘或發現病灶，通常採取藥物及手術兩大方向做為疾病治療手段。

至於中醫的身體評估與治療，則常由「望、聞、問、切」四個角度切入，藉以判斷個人的身體狀況。

「望、聞、問、切」與西醫的視診、聽診、觸診、叩診概念相似，但中醫還會針對舌苔和脈象加以評估，並且透過「陰、陽、表、裡、寒、熱、虛、實」等證候進一步辨證。

中醫對治疾病的處置方法，以藥物、針灸和骨傷科的理傷手法為主軸，強調「辨證論治」，也重視「氣血」概念。

在用藥上，中醫有「君臣佐使」的藥材配伍考量，融合對於身體的「扶正、祛邪」觀念。東方醫學與中藥，至今已有兩千年以上系統化的理論架構歷史，在診療上持續發展不同劑型的藥材，以及藥材與藥材之間的配伍禁忌等。

中醫的針灸，是「針」與「灸」的合稱，其中也包括「拔罐」。針法是用毫針或艾條在經絡穴位上給予激化，或是在穴位裡埋入人體可自行吸收的線材，藉以產生持續性的刺激，來幫助身體補或瀉、平衡陰陽、調理臟腑、疏通經絡，調和氣血，藉以治療疾病；灸法則是運用溫熱來刺激穴位，進而達到治病或預防疾病的目的。

西方醫學著重於人體結構與生理機轉，在各種醫用儀器的開發下，對於體內微觀的器官與細胞結構、體液成分，以及帶動的各種人體系統活動，有更多瞭解與研究。相較於西方醫學，東方醫學看待人體與環境的互動、情志對身體產生的影響、扶正與調理的角度，較常是從宏觀的、整體性的角度切入。

另外，從「能量醫療」的角度來看，人體能量若持續失衡、不穩定，經年累月就可能導致器官結構發生變化。由於有需求的民眾相當多，二〇二一年我們開始在臺北的「心能量管理中心」提供綜合評估整體身心靈的「能量健檢」。

「能量健檢」包括測試人體兩側氣場、身體周圍磁場、五行，以及各種情緒能量、脈輪、十二經絡、奇經八脈、關節能量、氣場缺口等能量場域測試。

這些測試涵蓋身體各種能量系統、人體內部和周圍的能量狀態，以及心念情緒的能量活動態勢評估。完整的能量健檢，受檢者除了提供基本資料、疾病史，以及當下所困擾的問題等細節外，在完成能量測試檢查與評估後，醫療人員還會就檢查結果加以解說，提供調整方向與健康規劃，同時協助受檢者學習自我調節能量。

由於能量場的狀態，是個人身心靈相互作用後的結果，為了讓受檢者在能量健檢後，可以更有效率的找到調整方向，因此我們的能量健檢還會進行受檢者諮商，受檢者可以提出當下最感困擾的問題，例如糾纏多年的內在情緒，或是久治不癒的重症疾病等，醫師會透過受檢者的能量狀態，給予調整和建議，幫助受檢者學習自我成長，恢復健康。經過這一系列的改變，很多人不只身體恢復了健康，連帶的家庭及人際關係也會更加幸福圓滿。

人體的能量場，無時無刻都對我們的身心健康造成影響，如果能夠在能量變化之初，還未導致身體結構產生明顯變化前，及早因應調整，就能讓身體的神經、內分泌、免疫等系統更快恢復平衡與穩定，進而修復體內的損傷，維持健康。透過瞭解自己糾結的情緒或失衡的能量場，有助於找到自我心念與靈性關係層面連結斷裂或不平衡的源頭。

「能量」的概念在物理學領域早已被廣為接受，但著重身體結構與器官生理機轉的西方醫學，卻對於人類視力無法觀察的「能量」概念，至今仍有很多抗拒。事實上，今日西醫影像與基礎醫學研究十分倚重的「磁振造影檢查（ＭＲＩ）」，就是透過能量訊號的擷取來重組影像，進而獲取身體結構訊息的檢測。

人類的大腦、小腦、腦幹有數以兆計的神經細胞在運作，神經細胞之間更有多達千兆的突觸彼此連結，我們的心念活動就是依賴電流在複雜綿密、且難以計數的神經線路上，傳遞各種訊息，也就是說，大腦的神經網路與器官組織之間，一直保持著動態、廣泛且極度複雜的能量連結，所以說心念起伏與身體健康，有著緊密而直接的連動關係。

即使是今日最先進的醫療儀器檢查，依舊只限在單一的神經路徑或靜態訊息上進行檢測，就連腦波儀器也只能記錄大腦表面的電流頻率訊息。對於意識、想法等不同情緒心念活動，或是關於神經訊息可能對身體器官組織帶來什麼影響，目前都還無法記錄或解讀，而這也是未來能量檢測儀器需要努力發展的方向。

從人體自身的組成與功能來看，一個平均高度不及兩公尺的人類身體，其精密程度卻遠遠超過今日人類大腦所能認知的範圍。數以兆計的細胞所組成的人體，從能量的角度來看，就像是一個獨立又嚴守規則，互相支援也彼此調整適應的小宇宙。許多臨床經驗都讓我們見證到人體精密的自我修復機轉，進而確信每個人就是自己身體最好的檢測與修復儀器，而控制這臺儀器的總管，正是我們的大腦，我們的心念透過大腦的運作影響了身體。

敏銳覺察身體的訊息

如果暫時沒有接受身體健康檢查的規劃，可以學習「覺察」自己身體的訊息，這是維護健康很重要的課題。

對身體的感受、反應很陌生的人，可以每天晚上睡覺前，用手碰觸身體的不同部位，好好的去感覺，手碰到各個不同部位時，會有什麼不同的感覺呢？每天都要練習，一直到可以輕鬆覺察到手一碰觸到不同部位就有不同的感覺，這時，可以開始試試看不用手，而是用我們的心去感覺身體不同的部位，先從大面積開始練習。

試著感覺整個頭部是緊繃、放鬆、溫暖、冰涼、痠麻、刺痛，還是舒暢，仔細覺察頭部的感受，然後將注意力慢慢的往下移動到肩頸、手臂、前胸、後背、腹部、腿部。等到可以輕易覺察身體各個大面積部位的感受時，再練習縮小範圍的覺察。透過這樣的練習方式，可以讓我們對身體的覺受力愈來愈清晰敏銳。

人體是地球上所有生命中，最令科學家與醫學研究者嘆為觀止的創作，它的精密程度超過現今所有人類最先進、最精細、最高端的各種儀器發明，如果能夠學會覺察自我的心念與情緒起伏的狀況，看清楚大腦與身體連結的訊息，那麼，自己就會是療癒自己最好的醫者。

維持平和與大愛的心念，專注當下的心境，確保心念與情緒的覺與觀能力，讓大腦與身體穩定連結，進而回歸生命本質的存在，這些素養與境界，都是人的內心真正嚮往學習的方向，也是大多數人一輩子的功課。雖然無法一蹴可幾，但只要持之以恆，以滴水穿石的毅力與堅持，保持學習的動力，我們的心靈自然會慢慢進步與成長。

更多的說明與介紹，請參考我們的上一本書《心念自癒力》。本書接下來的章節也會有更多分享。

健康的「心理」層面

大腦是身體的總管，除了生理機能的運作，我們的心念、想法、念頭，甚至是喜、怒、哀、樂等各種情緒，這些內在心理活動的發生與消滅，也都是大腦無時無刻持續運作的結果。

從人類的先天特質、能量場域，以及大腦處理高度壓力、生存安全感、戰或逃的模式選擇等面向綜合判斷，可以歸納出每個人天生都有一個主要的「情緒類型」。

認識自己與他人的情緒類型

情緒類型共有「視覺型」、「邏輯型」、「聽覺型」與「感受型」四種，每一種情緒類型都有其獨特的優勢與相對的劣勢，以及伴隨著每個人今生所需要學習的人生功課。一個人屬於哪一種情緒類型，早在母親的肚子裡時就已經決定了，而且終其一生都不會改變。認識自己與重要他人的情緒類型，能夠幫助我們瞭解自己的心理層面，以及處理與重要他人的關係。

一、視覺型——敏銳的「看」

眼睛是人類極度依賴的感官，一個人的視覺神經路徑若發展得比較好，與周圍環境的連結就會特別敏銳，也會有較強的魄力、執行力與決斷力，但相對而言，在壓力大的狀況下，容易專注在一個點上，產生思考不周全的問題。在能量場上，視覺型人的眼睛能量特別強，與人互動時總是習慣直視對方，眼神看起來也會特別銳利。

一般而言，視覺型的人在面對周遭人事物時，傾向發揮敏銳的視察能力，很容易就看到別人的問題點，指出別人有錯的地方。但這樣的習慣與個性，即使出發點完全是良善的，卻常會讓人感覺被批評與指責，給人很大的壓力。面對愈在乎的人事物，視覺型人的自我情緒壓力跟著升高的同時，就會展現強烈指導他人的傾向，同時還會不斷散發出「你是錯的」這種指責的壓力，因此視覺型人的人生功課，最重要的是學習把焦點放在「看見別人對的、好的地方」，這樣家庭關係也會比較和諧。

二、邏輯型——邏輯「思」維

邏輯型人的大腦前額葉特別發達，使得他們的思維能力比其他人更強大。但透過感官傳送到大腦的許多神經訊息，在經過大腦整合之後，情緒反應可能被額葉的分析判斷為次要，或受到後天習得的思維模式所抑制，使得邏輯型人自己的感覺，或是表現出來的情緒，往往起伏很小，做事總是按部就班，思維和行為舉止會顯得極度理智，過度冷靜。

相較於視覺型人的衝勁十足以及高度執行力，邏輯型人的思考細膩，凡事想得既深且廣，卻容易有瞻前顧後、猶豫不決、行動力不足的問題。

由於邏輯型人的大腦額葉思維能力特別發達，習慣有條有理又冷靜的去分析周遭的人事物，卻因此經常不懂得同理或虛心學習他人的優點，總堅持自己才是對的。加上邏輯型的人常有忽略自我身體覺受的傾向，所以應該學習強化與自我的身體連結，好好覺察自己身體的感受與反應，也要學習去覺察他人的感受，培養同理的能力。

三、聽覺型──敏感的「聽」

除了視覺之外，聽覺是我們與周遭人事物溝通的另一個重要訊息接收方式，但與視覺能量傾向往外發散的方式不同，聽覺能量主要是由外向內，朝著個人內在方向集中。聽覺敏銳的人，從小比較容易在語言、音樂、藝術等方面展現天賦，訊息一旦經由耳朵進入聽覺型人的大腦，就會透過心念活動，產生許多似真似假的故事想像，進而滋生各種內在情緒。

聽覺型人對聲音特別敏感，對於聲音、藝術的詮釋能力特別強，但相對也容易過度解讀訊息，做出太過強烈的情緒反應，導致常有過度自我要求、習慣自我指責、要求完美，甚至會將事實與大腦中的故事混淆，搞不清各種念頭的真真假假，因此聽覺型人的生命功課，是要覺察與分辨想法的虛與實，回歸真實的當下，學習瞭解和肯定自己、穩定情緒、不跟他人互相比較，不讓自己陷溺在亦真亦假的故事情節中。

四、感受型——身體的「覺受」

神經系統所傳遞的感官訊息，很大一部分是來自內心與身體的覺受。人體經由眼耳鼻舌皮膚等感官，將所見所聞的種種知覺內化為個人感受。感受型人正是將感官傳遞的各種訊息與身體不同部位相互對應連結，透過持續接收周圍環境的不同訊息能量，產生某種「直覺」。而這些直覺的背後，往往是各種訊息穿過心輪後所生的整體感受，從能量場域來看，直覺也是一種人與人之間能量連結後的感受。

感受型的人，身體的感受力與直覺力特別敏銳，極度感性又格外貼心溫暖，情緒很容易受人感染，習慣性把別人的問題當成自己的問題，一旦過度承擔他人的課題，就會產生情緒不穩、焦慮易怒的傾向，搞得自己和他人都很難受。

感受型人的弱點正是游移不定，不懂拒絕，所以如何帶著愛說「不」，並且劃下界線，經常是感受型人此生最需要學習的功課。

情緒類型是天生的，一個人會在處於較大的壓力或是感覺生命安全受到威脅時，產生所屬情緒類型的特有反應。但由於每個人的生命經歷與大腦資料庫所儲存的內容不盡相同，所以即使是同一種情緒類型的人，人生的學習歷程也不會一樣。

每種情緒類型都有其優缺點，並沒有所謂完美的情緒類型。有些人透過與家人或朋友親近的互動，能夠學到不同情緒類型的特質與優點，久而久之可能兼具多種情緒類型特質。比如聽覺型人可能發展出感受型人的特質，成為溫暖體貼且很能理解他人感受的人；又或者視覺型人本身具有犀利的判斷與決策能力，但透過長時間學習，也可能具備聽覺型人善解敏感的特質。

當一個人的情緒激烈起伏時，自我防衛的戰或逃本能反應就很容易顯現，這時個人的情緒類型就會跑出來。每個人都應該瞭解自己的情緒類型，透過觀察自己面對周遭人事物時的情緒反應程度，認清自己可能有的傾向與優劣勢；每個人都可以透過瞭解自己的情緒類型，覺察自我內在情緒的源頭，進而讓自己在面臨緊急或感覺受壓迫的情境時，不會那麼容易落入特定情緒類型慣常的戰或逃本能反應。

有關情緒類型的基本概念和測試題，可以延伸參考由許瑞云醫師與陳德中老師合著的《別再說都是為我好》一書，裡面對情緒類型有詳細的描述。

大腦與心念——人生旅程的主宰

人類的大腦是身體的總管，我們的意識、思維、情感、想法、創造力都由大腦所主導，心念、情緒等心理活動，也是來自大腦的運作。

大腦可以說是人體功能最強大的器官，也是最耗能的器官。雖然大腦的重量，只占了人體體重約百分之二，但大腦的耗氧量卻高達百分之二十，供應大腦的血流量也占了心臟輸出血液的百分之二十，小孩的大腦的血流供應量更是成年人的兩倍。

功能性磁振造影（fMRI）檢查在腦部功能的定位研究中扮演重要角色，透過功能性磁振造影，可以看出腦神經活化時，帶動血氧的消耗以及局部腦血流的變化，還可以用來觀察當我們受到感官刺激，產生思維或進行冥想時，大腦不同位置的血流變化。當神經訊息在大腦不同的部位活化，只要一、兩秒的時間，局部的血流就會開始增加，大約五秒後會到達高峰，之後再緩降回到基線。

這些影像顯示，當我們處在高壓或情緒起伏很大的狀態下，大腦的神經訊息會激烈浮動，消耗大量的血氧能量，進而讓人感到非常疲累，即使是開心喜樂的情緒，一旦太過強烈，同樣會很耗能。也因此，我們要瞭解心理層面的健康，可以從大腦的運作開始探討。

大腦記錄我們的情緒記憶

人類的大腦是一個巨大的記憶資料庫。記憶被我們儲存在大腦的資料庫裡，其中包括我們所有重要的學習過程，以及我們對人事物的反應認知與情緒方向。一個人看待世界的角度、面對種種人事物的好惡對錯觀念，從小到大所聞所學的知識與經驗，都會儲存在這個資料庫，用來做為日後人際相處時如何反應的判斷標準。

有些事件會讓我們記憶深刻，對於人事時地物都記得一清二楚；但有些記憶我們只會留下一些概略的印象。深刻的記憶，往往伴隨著較為強烈的情緒或感受，那些沒有帶來太多情緒或感受的事件，通常就只會留下粗淺的印象。

人會本能的傾向遺忘曾經經歷過的挫折或是創傷所留下的記憶內容，盡可能不去碰觸或回想，但大腦的心念活動，卻具有類似上網搜尋資料的「檢索連結」作用，一旦出現新奇、有趣、驚訝、恐懼、難過、悲傷等不同感受時，就會與大腦的各個區域展開廣泛性串連，進而迅速與過往的記憶內容相互比對，一旦這些過程與情境內容連結到某個特定記憶，就可能勾起相似的感受。舉例來說，當我們看到某個從未見過的創新發明，就會開始在大腦記憶庫裡找尋外觀、造型或功能相似的物件，來和眼前的新發明產生連結。

檢索是為了找出記憶資料庫中是否有相關資訊，可以讓心念活動與記憶資料庫相互串連。我們之所以能夠認識或認知各種事物，正是因為我們對事物有印象，大腦將事物的影像、聲音或其他相關體驗儲存記錄下來，日後經由比對，若能找出相關之處，就能認定我們對這個事物有所「認識」。

日常生活中看到、聽到、聞到或感受到的經驗，都會因為影像外觀與印象、聲音音頻與旋律、氣味與味道、身體的感受經驗等在大腦中搜尋所跳出的結果，讓我們串連到過去某個事件的記憶內容，連帶讓我們產生要或不要、認同或不認同等各種判斷。

每個想法、念頭、情緒等心念活動，一旦存入大腦記憶資料庫後，就會一一形成新的資料檔案，而大腦所記憶的內容，可以概分為近期、中長期，以及老舊的陳年記憶。以四十歲的中年人為例，「近期記憶」通常指的是當天到近幾個月內發生的事件所留下的記憶；「中長期記憶」則是發生已經超過一年到數年的事件記憶；至於「老舊的陳年記憶」，事件本身往往早在二、三十年前，或甚至是當事人年幼時所發生，還持續留在腦海裡的記憶。

一般而言，愈是陳舊的記憶，與大腦的連結愈廣泛，也容易與各種相關情境或情緒記憶串連在一起。這也是為什麼許多失智症患者，較先流失的往往是新近的記憶，那些陳舊的記憶反而可以記得清清楚楚，甚至一直到最後都不曾忘記。

多數人在二十歲之前，大腦的運作模式與人際互動的習慣，也就是直覺式、不加思索的本能反應，早就已經形塑完成，因此難以覺察，也特別不容易有所調整或反思。大腦記憶庫裡的資料，很多是我們小時候就學到的東西，由於幼年時留下的深刻記憶，經常與生存的安全感有高度連結，個人從小養成的價值觀、個性特質、慣性思維，甚至是終極信念，成年之後往往難以撼動。

一個人的內心愈焦慮、壓力愈大，腦部的活動就愈多。當腦部處於焦慮所引起的活躍狀態時，就會產生更多的想法與念頭，還有隨之而來的諸多情緒。這些想法與念頭，除了與當前發生焦慮的事件有關外，經常也會連結到大腦記憶庫中某些久遠之前的事件記憶，從而激發出與事件本身連結的情緒。這一連串的反應，都會為身體帶來沉重的負擔與傷害。

如果探討人類的學習旅程與心靈的覺察程度，就會發現「好奇心」是人類生命的動力來源，而哭與笑則是呈現個人感受最直接、最自在、最做自己的方式。每個人剛出生的時候，往往是一生中大腦活動最單純的階段，這時我們對環境充滿好奇，不舒服就哭、開心就笑，一切反應都非常直接、明瞭。

問題是隨著年歲漸長，在成長的過程中，隨著世代交替與文化傳承，我們會學習到比較、欲望、羞恥、內疚、憤恨、恐懼、嫉妒、好壞、對錯等等，各種不同文化脈絡下複雜幽微的感受。一旦這些感受成為我們的重要信念，就會跟著產生各種信念背後可能有的強烈推動力量，例如佛學所提到的「貪、瞋、痴、慢、疑」，指的便是人類心念活動中的各種人生課題。

每個人從小長到大，漫長的歲月不會只留下一、兩件帶有糾結情緒的事件記憶，光是一年發生幾件帶有情緒糾結的事件，十年下來就會在大腦裡累積數十個情緒記憶痕跡。這些情緒記憶加總起來，自然會有多種情緒能量持續在體內作用，影響神經、免疫、內分泌等身體系統以及各個器官，進而產生不同症狀或疾病，有些健康問題可能短時間內就出現，也可能在多年之後才慢慢浮現。

學習釋放而非壓抑

人的心念與情緒緊密連結，多數情況下，情緒往往隨著心念而起。

如果是被發生不久的事情所引動的情緒，還可以清楚的找出情緒產生的脈絡；隨著時間流逝，事件本身可能慢慢淡去，卻可能會在過了很久很久以後，突然在某個意想不到的情境下，以為早已淡去的記憶突然再度被喚醒。如果這時，同步產生強烈的情緒感受，就代表那個事件本身所造成的影響仍然還在，記憶裡受傷的痕跡並沒有消失。若是置之不理，隨著時間愈久，就愈可能影響身體健康，甚至導致疾病發生。

特定事件對我們的影響是否已經消褪，端看日後當我們再想起時，是否不再出現負面情緒或身體反應。若是已經可以雲淡風輕的面對，才表示我們已經完全擺脫事件曾經造成的負面影響。

學習釋放情緒對一個人的健康至關緊要，千萬不要用忍耐或壓抑的方式來應對情緒。壓抑的情緒可以隱藏在身體裡數十年，甚至一輩子影響著我們。由於東方社會從小就教導小孩要有禮貌，有情緒時要能夠忍耐，但強自忍耐或壓抑情緒，往往只是表面上看起來沒事，那些被忍耐、壓抑下來的情緒，其實會持續對身體產生衝擊。

我們可能會因為某個事件感到忿忿不平，但為了不讓自己情緒失控，所以在怒氣翻湧的時候，只能咬牙忍耐，或不斷大口深呼吸，企圖轉移注意力，要自己盡快脫離那個感覺不舒服的情境。這樣處理情緒事件的方式，在事情發生的最初幾天，也許還會不時想起那些讓人不快的場景或畫面，感受到情緒的起伏，但隨著時間過去，在轉為應付日常生活的各種事情後，事件往往會被淡忘，問題是那些被壓抑下來，沒能夠宣洩的情緒，其實並沒有消失，很可能在多年後的某個情境中突然又被誘發，那時候我們才會驚訝的發現，原來自己並沒有從事件中走出來，事件發生時產生的強烈情緒，依然停留在我們的身體裡，也許長達數十年，甚至是一輩子。

在診間我們看到許多個案，案主小時候因為父親或母親一句無心的話而深受打擊，即使案主早已成年，就算過了數十年之久，只要再度想起父母那句無心的話，案主還是會痛哭流涕，傷心不已。這就是為什麼一個人內在所受的心靈創傷，會持續影響個人對世界的看法、對人事物的好惡，以及自我的身心靈健康。

一個人要坦然接受受傷的自己，最基本的做法，就是去看到、去面對，然後才有機會一一清理那些創傷。我們要能夠平心靜氣的檢視過往的人生旅程，明白每個人的成長過程，都會經歷各種內心創傷。

如果希望能夠真正的走出創傷，就必須能夠坦然接受感到受傷的情緒，勇敢的面對自己的情緒，並且允許情緒可以流動與釋放。一旦我們知道創傷的情境與過程，接受自己當時感到受傷的事實，並且允許糾結的情緒可以流動與釋放，不再只是一味壓抑，我們才可能真正從事件所帶來的情緒中解脫。只有等到我們能夠心平氣和的回想看待讓我們受創的事件時，才算是真正擺脫事件所帶給我們的傷害。

想要幫助自己成長，讓自己不再輕易受到過去、現在與未來的各種外在事件影響，除了看見、面對，並清理過去卡住的強烈情緒外，更重要的是讓心靈持續學習與成長。

記憶總是錯綜複雜、層層交疊的，如果要真正解開成長過程中的內心糾結，最根本的方式，就是讓自己的心靈層次提升，學習帶著愛與祝福，感恩生命中的一切因緣，如此一來，我們才不會輕易被外在人事物所引動，而讓情緒不斷起起伏伏。

健康的「靈性」層面

人與人之間、生命與生命之間的關係、心靈的學習與智慧的成長，以及個人的信念、信仰等面向，都會影響個人健康，這些面向屬於健康的「靈性」層面。

其中，人與人之間的關係議題，更是影響每個人生命品質最直接且強烈的一環，幾乎是所有人一生中最重要的課題所在。

而人與人及各種生命之間的關係，有肉眼看不見的「能量連結」，其中有喜悅、歡愉的連結，也有糾結、壓抑的連結；而多數人的大腦記憶庫裡，後者往往占了大多數。

剛出生的嬰兒，單純、天真、沒有什麼心思，總是帶著好奇心探索周遭，開心就笑、不開心就哭，只有簡單的高興和不高興兩種情緒，既不懂憎恨、沒有憂思，也不會有內疚憤恨等各種情緒。但隨著身心發育成長，透過後天習得，個人開始產生對錯、好壞、要或不要、可以或不可以等各種判斷，進而將帶著不同情緒的事件，植入大腦記憶資料庫中，甚至情緒愈是糾結的事件，往往記憶就會愈深刻。

長大成年之後，每個人就養成以自己大腦記憶資料庫為基準，去認知、判斷、理解周遭人事物的習慣，當我們大腦資料庫裡面的內容愈多、愈複雜，我們看待外在世界的角度就會跟著愈複雜。我們隨時從外界獲得的感官訊息，或是自己大腦裡的各種想法，無時無刻都在與過去大腦內的資料互動連結，這在功能性磁振造影或是在能量場上，都可以看到大腦內部呈現高度活躍，或是能量浮動的狀況。

身體的損傷或疾病的發生，多數都與個人在人際關係裡的情緒能量動力有關，如果想要恢復健康，就需要學著解開導致受傷或生病的「心結」。

父母、伴侶、親子三大關係，每個人的功課

每個人一輩子會有許多與其他人的因緣，從原生家庭的父母親、祖父母、兄弟姐妹等親屬，到伴侶、小孩、同學、同事、朋友等等人際往來，這些人與人之間的關係，有些是很值得珍惜一輩子的關係，然而，有些關係卻讓人很受傷、很想忘掉，特別是帶著強烈糾結情緒記憶的關係。

在各種人與人的關係之中，其中有三大關係影響我們最深刻，是多數人都會遇到的生命課題，分別是父母關係、伴侶關係以及親子關係。生命降生的那一刻，我們就與父母建立

了一生都不可分割的因緣;隨著年紀漸長,伴侶關係成為影響個人後半生的重要課題;有了伴侶關係之後,親子關係課題就可能跟著出現。

一、父母關係

父母關係是所有人來到這個世界,第一個面對的人際關係議題,即使未來可能會出現複製人,但追溯到細胞物質的基因血緣,就算是複製人,也還是有父親或母親。

父母關係的功課是多數人前半生最重要的關係課題,相較於其他人際關係,由於父母是我們生命的源頭,通常也是引導我們認識世界的第一位帶領者,加上多數父母或多或少都曾經給予孩子養育的恩惠,使得父母關係對一個人的生命影響甚巨。

由於自己無法選擇有什麼樣的父母,再加上血緣難以分割,使得父母關係議題相較於其他議題顯得更為複雜。

幸運的孩子在成長的過程中,會得到父母的支持與陪伴,這些幸福的小孩長大後,通常情緒較為穩定,也比較能夠自發性的助人,但並不是每個人都有這樣的幸運。來到我們診間看診的病人,在追溯內心的創傷記憶時,不少都與原生家庭的父母親有關。

許多人因為父母關係課題,長達數十年飽受糾結情緒所擾,這些情緒的背後原因眾多,可能是感覺被遺棄、被忽視、被虐待、感受不到愛、害怕被暴力所傷、想逃離難以承受的壓力等各種心情，但對父母帶著種種負面感受的人，在與這些情緒共存的同時，往往也帶著對父母的愛與在乎，形成愛恨交織的複雜感受，經常讓內心的創傷無法平復，成為一生難以癒合的傷口。

其實無論過了多久，肇因於父母關係而深藏在內心的糾結情緒，都有機會可以解開，只要自己願意坦然面對，並接受此生的父母關係課題，就有可能與父母重新建立「心的連結」。一旦對父母的負面情緒得到緩解，通常可以讓錯位、糾葛多年的能量跟著放鬆歸位，幫助跳脫因為能量不協調所引致的疾病，得到恢復健康的契機。

心念練習1：與父母和解練習

1 放兩把椅子在自己面前，觀想父母就坐在椅子上：將雙手往前伸出、手掌朝上，從心裡把父母不當的行為、言語等對待方式歸還給父母，讓這些言行舉止的責任交由父母自行承擔。

2 然後去坐在代表父親的椅子上，看看自己有什麼感受和想法出現。當我們坐在父親的椅子上，我們跟父親的能量會有連結，也可以體驗到父親的感受是什麼，切記不要用頭腦想，因為頭腦不會告訴我們答案，身體比頭腦誠實得多，所以好好的覺察自己坐在代表父親的椅子時，有什麼發現，身體有什麼感受，這樣才會得到真實的答案。

3 接著，去坐在代表母親的椅子上，一樣去感受母親的感受，看看有什麼發現。

4 能夠更真實瞭解父母後，我們的心和能量也會有所改變。我們會知道父母已經盡力了，他們能做到的就是這樣，畢竟世界上並沒有所謂完美的父母，而每個父母其實都做了最大的努力。

5 帶著感恩的心去感謝父母的生養之恩，告訴他們：「我會好好活出自己的生命，好好的愛和珍惜自己。」

二、伴侶關係

伴侶關係是多數人生命下半場的重要課題，也經常是許多疾病背後糾結情緒的源頭所在。人類在十幾歲時，大腦發展進入較為自我、渴望探索的叛逆階段，對性產生興趣，並且拒抗被管控。從這個時期一直到二十五歲左右的年輕人，會遇到較多可能發展伴侶關係的對象，也確實是最容易發生戀情的階段。

兩個人最初會彼此吸引、互相喜歡，常常是因為在對方身上看到和自己不同，卻令人欣賞的特點，兩人一旦開始交往，許多觀念、想法、情緒特質，以及行為習慣的差異，就會帶來很多課題，成長過程與學習歷程截然不同的兩個人，要能相伴一生，必然得經歷許多考驗與衝突。

和周遭人事物的互動過程中，我們會產生所謂「喜歡」或「不喜歡」的印象記憶，這往往是兩人之間的關係會不會進一步發展的關鍵。剛進入交往關係的兩人，就是彼此互有好感，對彼此留下「喜歡」的記憶，想到對方會幸福感滿溢，這也是多數伴侶能夠走入家庭關係的源頭所在。

但是「喜歡」並不等於「愛」。一個人可能會喜歡多種相異的飲食料理、不同款式的衣服穿搭、各種類型的電影書籍，也就是說，喜歡並不具有專一性，所以如果只是因為喜歡，而進入伴侶關係，那麼要長久維繫這樣的關係，難度的確非常高。

因為喜歡而成為伴侶，一旦在相處時產生摩擦或衝突，幾次之後，原本喜歡的記憶與感受就可能消失，彼此的距離也會愈拉愈遠，加上喜歡既然不具有專一性，那麼我們很可能會同時喜歡幾個人，這時如果伴侶關係又因為日常相處的磨合而摩擦不斷，那麼要守住伴侶關係中很重要的「唯一性」，就變得更加困難。

「愛」的人生課題，的確是非常困難的功課，要對一個人無怨無悔的付出，完全不求回報，即使是父母對孩子都很難做得到，何況是最初從陌生到互有好感的兩個人，因此認真說起來，多數人在還沒有真正開始「愛」對方的時候，就已經進入一對一的伴侶關係。

「願天下有情人終成眷屬」是很令人豔羨的境界，但是有情人成為眷屬後，往往才是伴侶關係課題的開始。伴侶關係中的兩個人，既是獨立的個體，但又要事事顧及彼此，如果兩個人的關係出現愈來愈多矛盾，對許多事情的看法經常南轅北轍，那麼兩個人的心自然會被拉遠，久而久之就容易出現想跟對方分開的念頭。

許多牽手同行數十年的伴侶，被問到夫妻如何相處才能長長久久的祕訣時，常常都會提到「忍耐」二字。但「忍耐」很難長久，從神經學的角度來看，當兩個人的觀點相左或是意見衝突時，不妨把「忍耐」轉化成「不堅持自己的看法」，並且學習尊重和欣賞對方的看法，這樣可以減少因為覺得自己在「忍耐」，而萌生糾結的心念與情緒。

想要維持長久的伴侶關係，成為彼此的人生伴侶，那麼關係中的兩人，就一定要懂得「伴」的意義。所謂的「伴」，隱而未宣的含意在於：有了另一半，能讓我們的生命更加完整。在伴侶關係中，如果只考慮一方的意見與意願，就容易產生不足或不周全的問題。

兩個人如果觀點或習慣不同，應該彼此尊重、共同討論，在雙方各自堅持的方案之外，找出兩個人都能夠接受的方向或做法，只有當自我和伴侶都得到應有的空間與尊重，伴侶關係才會圓滿，彼此的生命才能完整。

除了願意在人生的道路上一起學習、共同成長外，懂得溝通的方法，對於提升彼此愛的覺受，也非常重要。「溝通」並不是「說服」，溝通的前提在於瞭解和尊重對方的意見，能夠討論分享各種不同的角度與觀點，並且真正的用心去看到另一半，才能讓伴侶感受到愛。而深入瞭解另一半最能從哪一種「愛的語言」中感受到愛，才能夠將自己對伴侶的愛與在乎，直接而有效的傳達給對方。

跳脫伴侶關係的困局

伴侶關係的品質，對個人的生命有深刻影響，身陷痛苦伴侶關係的人，要如何跳脫困局，是值得好好學習的課題。

大多數人的痛苦感受，都是因為死命抓著過去帶有強烈情緒的記憶不放，才會讓自己苦不堪言。如果希望擺脫痛苦，就要有勇氣看清楚這些帶著強烈情緒的記憶內容，如果看到錯誤行為，無論犯錯的是誰，都要發自內心真誠道歉，並且願意加以改善，而被道歉的那一方，在收到道歉後，也要願意接受與諒解，這樣兩者之間的關係才有機會修復。

臨床上我們看到許多伴侶其實早就忘記當初是為了什麼，讓自己和另一半變得水火不容、爭執不斷，隨著時間流逝，當初引起摩擦的事件或許早已經淡忘，但事件所引發的強烈情緒卻遲遲未能消減，到後來雙方只是賭一口氣，不肯先向對方釋出善意，導致兩個人愈走愈遠，再也無法回頭。

正身處痛苦伴侶關係中的人，若是兩人都有意願和解，不妨在伴侶面前誠心道歉，請求諒解，去找出彼此曾經走過的那些愛的痕跡，再重新找回對另一半的欣賞和感謝。萬一實在無法原諒對方，那就要看清這是自己選擇的結果，是自己決定抓住過去的情緒與記憶不放，才會讓伴侶關係僵持在這裡，所以自己也要負責任。

親密關係如果出了問題，無論選擇放手或死命抓住不放，都沒有對錯好壞，重要的是知道一切都是自己選擇的結果，並且認知到自己可以在當下做出不同的選擇，不必再死命抓著過去的記憶，讓自己不被過去的記憶所綑綁。看清楚凡事都是自己的選擇，每個人就可以回歸當下、現在、這一刻，好好愛自己，選擇去做能讓自己感到開心的事。

學習面對伴侶關係的終結

伴侶關係與父母、親子關係不同，它有可能選擇結束，也就是分手一途。倘若伴侶關係走不下去，如何面對分手後的糾結，是很多人需要學習的課題。

很多人在分手後，遲遲無法從糾結的情緒中走出來，這經常是因為當事人一直抓著當初造成衝突或不愉快所引發強烈情緒的事件記憶，遲遲不肯放下的結果，或因為自己長期過度付出而感到不甘心。

如果自己正陷在這樣的困境中，不妨問問自己：「這是真愛嗎？」這個問題的答案其實很明顯，因為我們若是真的愛一個人，就算不得已最後只有分手一途，也應該能夠由衷的祝福對方，真心希望對方過得好，不會希望看到對方受苦。

有些婚姻的創傷，例如家暴或外遇，受傷的一方要先學會自我修復，可以參考許瑞云醫師《走出傷痛 破繭重生》一書，跟著書裡教的方式，調整受創的情緒能量，讓自己走出創傷，才能真心給予對方祝福和放下。

如果還困在分手的情緒漩渦中，可以試著觀想已經分手的伴侶就站在前方，讓自己學習帶著感恩與祝福，真心的跟對方說：「感謝有因緣和你相聚，我真的很抱歉，我們之間的衝突傷害了彼此，請你接受我的道歉，我也願意原諒你對我的傷害，我真心的祝福你，希望你能找到幸福。」

一旦能發自內心真誠的說出這些話，心就會跟著轉動，慢慢的就不會讓自己一直困在過去的情緒記憶中。

三、親子關係

無論自己認不認同，每個人都有可能沿襲或複製上一代養兒育女的方法與思維，即使刻意想避免，也很可能會在教養下一代的某一瞬間，意識到自己終究還是複製了父母親的某些教養言行。

就如在父母關係中一樣，在親子關係中，無論是自己與小孩的關係，或是另一半與小孩的關係，雙方各自有著與父母親關係的世代生命傳承。一個新生兒的父母，分別承襲了各自與父母親的關係課題，經由潛移默化，或多或少再延續到自己與孩子的關係上，或者是自己如何看待伴侶與孩子之間的關係。

因此，如何透過有意識的覺察，去看到自己是怎麼將父母關係中的課題，挪移到親子關係中，去學習接受、調整，並盡可能讓卡住的種種心念有機會開始流動，是我們能否好好修習這門人生課題的重要方向。

無可避免的，幾乎所有人都會複製我們從父母親身上接受或學習而來的教養模式，以及種種想法與觀念。如果要避免自己毫無意識的重蹈覆轍，特別是那些我們曾經對父母親感到很不認同，甚至極度抗拒的觀念與做法，那就要學著覺察和反思。

想想那些我們曾經很抗拒、不認同的事情，看看現在我們跟孩子之間是否也出現類似的情況；問問自己那些我們小時候不願意接受的事，自己現在是不是也像當年爸媽要求我們接受一樣，我們也拿來要求小孩接受；我們過去所習得的觀念，放在今天的社會環境中，是否依然適用，還是有需要加以調整之處？如果有需要調整的地方，我們是不是願意、而且有能力做出調整呢？

父母在養育孩子的過程中，除了滿足孩子的生理與心理需求，還擔負著教導的責任，將自己的價值觀、生命哲學，以及如何在社會與世界中立足生存的觀念與做法，傳承給下一代。孩子一天天成長，大腦發育也會跟著成熟，在孩子進入國小生涯的後半段到國中前期時，就會慢慢發展出較為強烈的自我意識和想法，不再乖乖順從父母，甚至會為反對而反對，通用的說法就是孩子進入所謂的「叛逆期」。

叛逆期與大腦的發育過程以及內分泌作用有關，所以大部分小孩在成長的過程中，或多或少都會有一段較為叛逆的時期，只是因為每個孩子的特質不同，浮動的程度也不盡相同，就像有些孩子很早就顯現叛逆特質，有些孩子卻很晚才出現。孩子的叛逆通常會持續到大學畢業左右，隨著叛逆期的結束，小孩的觀念也日趨成熟，理想的狀態是孩子最終可以慢慢成為懂事獨立的大人。

在陪伴孩子成長的過程中，親子間很容易產生各種觀念衝突，與孩子互動時，為人父母者不妨試著問問自己下列幾個問題：

1 我是否能用對待鄰家孩子的心情，以智慧、理性與同理心對待自己的孩子？

2 我是否容許孩子可以感到挫折或經歷失敗？也願意陪著他一起學習如何從挫折或失敗中站起來？

3 我是否瞭解並能認同「生命本來就是一趟學習與成長的旅程」？

4 我是否願意學著用「支持、傾聽、分享」的方式與小孩互動？陪著孩子探索學習獨立思考的過程？

如果以上的提問，你的回答都是肯定的，也相信自己已經盡力做到的話，相信你在親子關係這門功課，應該可以過關了。

人與他人之課題——圓滿自在的親密關係

前面談過人與人之間，父母、伴侶、親子三大關係經常是最重要的生命課題，在健康的靈性層面上，我們需要好好為這三大人生課題找到解方。

在診間多年看到的無數個案中，我們一再見證，只要當事人願意面對，願意從自己開始做出調整，不論關係糾結多麼複雜難解，都有鬆綁解脫的可能。

父母關係、伴侶關係或親子關係，這三大人生課題最核心的解方都一樣，就是「感恩」與「祝福」，我們要去尊重我們所在乎的人，包括父母、伴侶或小孩等。所有的關係中，每個人都有自己的生命功課。

感恩與祝福是關係能量之源

如果想要改善關係，希望能與生命中的重要他人創造良好的互動，那就試著讓自己的心念盡可能時時帶著感恩、尊重與祝福。

無論當下的關係狀態是緊繃、疏離、受傷或深感壓力，如果希望讓愛在關係中流動，最好的方式就是從感恩的心念出發。

感恩因緣的安排讓我們在生命中相遇；感恩這段關係所帶來的陪伴與恩惠；感恩在關係中我們得到的愛與照顧；也感恩這段因緣為我們的生命課題帶來學習。

感恩與父母的因緣，感謝他們生育、教養的恩惠，即使父母的言語或行為曾經傷害我們，但他們賜予我們生命，讓我們得以來到世間學習、經歷，光是這份恩惠就值得我們深深感謝；感恩與伴侶的因緣，謝謝對方曾經為我們付出的愛與照顧，一起創造的美好回憶，以及共同經歷的種種帶給我們的體會；感恩與子女的因緣，謝謝子女此生與我們結緣，成為我們的孩子，謝謝他們的陪伴，讓我們有機會為人父母，進而讓生命有更豐富的體驗。

但是無論父母、伴侶或子女，每個人都有自己此生的功課和學習，所以在感恩之餘，我們也要在心裡將他們的功課歸還給他們。即使親如子女、另一半或是父母，世界上沒有人可以替代任何人去承擔或面對每個人此生所要學習的人生課題。

除了感恩並且將每個人的人生功課歸還之外，還要學著把自己因為在乎對方而生的各種擔心、憂慮或生氣，轉換為祝福的能量。擔心、憂慮、生氣是既不穩定又沉重的心念能量，只會讓我們擔心的人感到負擔與壓力，而祝福則是支持又有力的能量，被祝福的人在感受到祝福的能量後，可以更有力量、更穩定的去面對各種挑戰。

父母關係需要「回報」與「歸還」

經營父母關係，除了要抱著感恩和祝福的心念，還必須要懂得「回報」與「歸還」。

「回報」指的是回報父母的心，父母生養照顧我們，給出他們的愛，因此當我們有了能力，就應該回報父母的恩情。至於「歸還」則是指把父母的功課還給父母，包括父母親對我們的過度期待，或是他們所施予的壓力。

「回報」的原則在於量力而為，而不是毫無底限的勉強自己去做自己不願意做的事，或是超出能力之外的事。人與人的相處是雙向互動的過程，如果一段關係中，我們不能有自己的想法，不能按照自己的意志做選擇，需要一直逼迫自己去做不樂意做的事，走自己不想走的路，這樣一味的自我壓抑，在這段關係中總是帶著委屈、悲傷、生氣，甚至是憤恨的心情，總覺得自己一直在犧牲，久而久之，我們就很難真正去愛自己的父母。

至於「歸還」，我們需要還給父母的，除了他們強加在我們身上的期待或壓力，還有父母自己必須承擔的人生功課或選擇的後果。常在診間看到成年子女非常擔心年邁父母的健康問題，甚至角色倒置的要求父母按照子女的指示去生活，事實上，照顧身體、維持健康，都是每個人自己要為自己負責的人生功課，無論父母決定怎麼樣過日子，用什麼方式養生或不養生，身為子女的人，其實只需要支持、陪伴，從旁協助，給出建議，但最終還是要尊重父母親自己的想法與選擇。

伴侶關係需要「欣賞」與「接受」

除了感恩、尊重與祝福之外，「欣賞」與「接受」這兩個心念，在伴侶關係中往往扮演很重要的角色。

「欣賞」經常是多數人選擇進入伴侶關係時的重要推動力，但兩人相處了一段時間之後，生活中的摩擦與衝突，可能讓原本欣賞對方的感覺愈來愈淡。例如很多女性在成為母親後，由於強烈感受到孩子是自己身體的一部分，因此把所有的注意力與生活重心，全部投注在孩子身上，完全忽略了另一半，甚至把孩子當成自己的陪伴和依靠，取代了原本伴侶的角色，導致伴侶關係產生巨大裂痕。

因此，如果要修復伴侶關係，就要重新學著去欣賞自己的伴侶，找回欣賞對方的感覺，彼此的距離才會拉近，然後才能進一步消弭兩個人之間的衝突。要是和伴侶之間在某件事情上有截然不同的看法，除了雙方堅持己見，不妨一起去找出兩個人都比較能夠接受的第三種可能性，當雙方能坦誠開放的討論各種問題時，兩個人的心才會真正的靠近。

伴侶關係中的雙方，都是獨立的個體，由於彼此來自不同的原生家庭，有各自不同的成長與學習歷程，因此伴侶關係要能夠長久，就要懂得「接受」對方的不同。無論是不同的人生經歷、不同的思維邏輯，甚至是多數的伴侶經常各自屬於不同的情緒類型。在伴侶關係中的兩人，往往是因為對方擁有跟自己截然不同的特質，才會互相欣賞和吸引，因此更要學習接受彼此的相異之處，然後找到兩個人要一起前進的方向，進而創造美好的伴侶關係。

若想深入探索伴侶關係的議題，可參考許瑞云醫師《是愛不是礙，是伴不是絆》一書，書中有許多關於伴侶關係課題的案例分享與詳細解說，可以幫助學習化解衝突、強化與另一半愛的連

圓滿自在的親密關係——感恩因緣、內心祝福

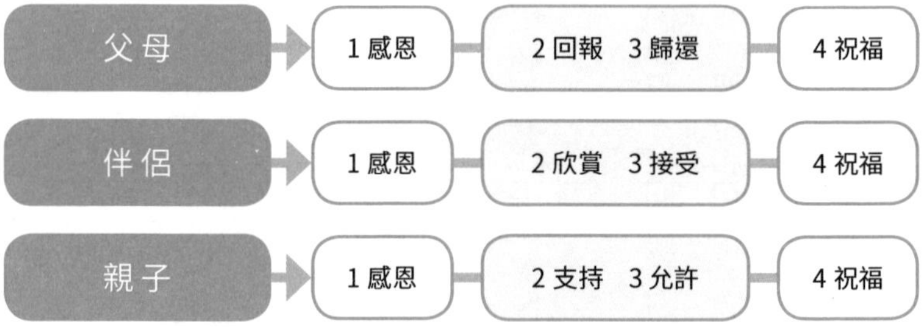

圖1　圓滿自在的親密關係學習方向

結，改善親密關係。

親子關係需要「支持」與「允許」

孩子看著我們的時候，就好像我們看著自己的父母。在我們小時候，父母給予我們的愛、期待、要求，甚至是各種傷害，我們很可能在不知不覺中就會複製到下一代身上，因為幼年時期的種種經歷，往往會對個人留下強烈的印象，不經意的學習起來或刻在腦海中，成為一個人的慣性思維。

父母親對待孩子，有一個很重要的角色，就是當孩子的「支持者」。當孩子有了自己的想法，或是當孩子心情低落、缺乏動力時，為人父母在陪伴與傾聽孩子心聲之餘，更重要的是學習如何支持孩子。父母可以跟孩子分享自己的想法與經驗，但切記要讓孩子有做決定的機會與空間。

小孩在小學後期到中學階段，因為身體內在荷爾蒙的變化，會變得更有主見與想法，這時候父母必須學著「允許」孩子有自己的看法，讓孩子可以自由探索人生方向。此外，父母也要「允許」孩子的人生有受挫的可能性，因為失敗的經驗，往往是孩子成長很重要的學習，在挫折中重新站起來，一步一步的前進，才是人生旅程中最寶貴也最實用的經驗。

心念練習2：對待生命中重要他人的心念練習

對父母

內心感謝父母生育、養育的因緣；對父母生養之恩予以回報；將父母自身的功課歸還給父母；內心祝福父母。

對伴侶

內心感謝伴侶與我們相識、相聚的因緣；學習欣賞伴侶的優點與特質；接受伴侶與自己抱持不同的信念、擁有相異的特質；內心祝福伴侶。

對孩子

內心感謝孩子此生與我們相聚的因緣；支持孩子，並傾聽他們的心聲；允許孩子做自己，並且可以有自己的想法；將對孩子的憂心轉為祝福。

人與其他生命之課題——與萬物共生

我們如果視野看得更遠，不只看見自己或是人與人之間的關係，從更高的角度觀看，無論動物、植物、微生物，或是無生命的礦物，地球上所有的生命與生態都是「共生」。地球上最早出現生命，可追溯到數十億年前，而人類出現在地球上也不過七到十萬年，超過九成的生物，比人類更早就在地球生存。

從自我回到生命共同體

人類演化出大腦，發展出比地球上其他生命更強大的思考與創造力，進而開發出許多器械、工具以及各種攻擊性或防禦性的武器，漸漸的成為這個星球的主宰。但是在人類發展文明的過程中，犧牲了許多生命，破壞了難以計數的生態環境，直到現在都還有很多人沒能意識到，如果有一天地球上多數的生命都無法存活時，人類也很難獨活，因為地球上的所有生態相互依存，是無法切割的生命共同體。

人類有強大的思維、判斷、分析與比較能力，同時還有著強烈的「自我」觀念。如果以自我為中心的思考慣性愈明顯，就愈容易傾向犧牲其他生命來服務個人，如果一直抱著這樣的思維，一旦遇到生存威脅時，就會產生激烈的情緒反應。

我們經常會把外界的種種挑戰視為敵人，大腦也習慣性的帶著「敵人就應該消滅」的想法，雖然這樣的念頭能幫助我們在各種生存威脅中存活下來，但當大腦把「消滅敵人」的念頭發揮到極致時，同時也會給我們帶來一輩子的功課。

當我們面對壓力與衝突時，大腦就會產生各種想法、念頭以及情緒感受，種種反應讓我們不斷挑戰極限，持續學習成長。從小在原生家庭，兄弟姊妹間就可能有意無意的向父母親爭寵；求學時期在學校又為了成績，一次又一次的和同學在考試中較勁；出社會後為了生存，更要與同儕在工作表現上相互競爭……，生命的不同階段帶給每個人的各種壓力，以及隨之而來的心念與情緒衝擊，成為我們終生必須學習與成長的課題。

所有區分自我和他人的標準，只是我們後天被教導的概念，並沒有任何真實性，五官所見所識的世界，都只是特定概念下的產物，例如這是玫瑰、那是香蕉；這是酸的、那是甜的；女人要溫柔、男人不許哭；就連過去、現在和未來的時間序列，也都只是概念罷了。概念和標籤雖然可以讓我們更有效率的溝通，但是也大幅框限了我們的思維和認知的世界，使我們的生命體驗跟著過度簡化。

例如看到一位穿著修女服的女士，我們自然會把修女的標籤貼在她的身上，以腦中對修女的概念，來假設眼前這個人應該如何如何，但事實可能跟我們想像的情況相差很多。其他如縣市、國家、種族、信仰等概念，更常讓人類社會產生分化，誤以為彼此可以沒有任何連結，在零和對立的競爭思維下，引起諸多不必要的爭執與紛擾。

人體與環境萬物共生

事實上，人體就是生命共生的最佳展現。地球上的細胞生命，經過數億年的演化，慢慢發展出像人類這樣，一方面擁有極度精密複雜的大腦，另一方面卻又必須仰賴微生物，讓微生物在人體內發揮作用才能保持健康的生命體。

人體體表或是身體內部，一直常駐著比人體細胞總數量還多的微生物，只有當每一方各司其職、發揮作用，人體才得以穩定運作。以腸道為例，人體的腸道中含有數萬種細菌，許多醫學研究都證實腸道菌相有助維持人體重要的生理功能，從大腦的正常運作，到個人體型的胖瘦，甚至是腫瘤的形成，一旦腸道菌相失衡，就可能衍生出各種疾病。

而腸道菌相的穩定與平衡，與胃腸道及身體的整體健康息息相關，一旦這個平衡狀態遭到破壞，疾病就會出現，最明顯的就是當我們服用過多的抗生素藥物，讓體內細菌完全無法存活的話，就會危及身體健康，嚴重的話甚至可能致命。

人體與各種生物的共生狀態，除了維持良好的腸道菌相，從能量醫療的角度來看，我們還可以帶著愛與感恩的心念，祝福自己全身的每一個細胞以及共生在我們身體的所有微生物，謝謝他們的存在與貢獻，我們才能維持健康。

2 為身體打造理想的內・外環境

身體的外環境

人體需要透過攝取外在的各種營養，以維持身體正常運作，而環境中的許多物質，也會經由各種路徑影響身體，像是皮膚接觸各種物質、呼吸道吸入不同氣體、消化道吸收食物與養分，就連各種光源、紫外線、電器用品或無線網路發出的電磁波、電源所釋出的游離輻射，環境中的一切，在進入身體後會停留或長或短的時間，進而影響身體，如果是身體不能自行代謝的物質，還可能長期留在體內無法排出，持續對身體帶來負擔。

每一次呼吸，都在為健康打底

空氣是人類生存不可或缺的要素之一，人體每分鐘呼吸約有十多次，運動時呼吸次數更提高到數十次。生活中許多常見的有害物質，如霧霾、甲醛、二手菸、燃燒廢棄物，或是工業排放廢氣等，各種人類物質文明發展過程中的化學產物，只要粒子夠小，比如直徑小於二．五微米的懸浮微粒（簡稱PM2.5），或是很多家具板材、油漆塗料、環境塑料、建築裝潢材料中常見的致癌物——甲醛，都可能經由呼吸，進入我們的鼻腔，行經咽喉、氣管、支氣管，最後到達肺臟，使其中數以億計、負責執行氣體交換功能的肺泡，引起發炎反應，或是進入血液影響全身。

呼吸是人體正常運作很重要的一環，要維護健康，就應該盡量避免有害物質經由呼吸進入身體，所以如果可以選擇的話，一定要慎選生活環境物品與裝潢材料。經常活動的室內空間，務必保持空氣流通，也可以適度使用足以過濾PM2.5或甲醛等有害微粒的空氣清淨機。

每一口飲食，都是健康的基礎

飲食是我們身體的組成原料，同時也是我們身體健康的基礎。

人類長久以來，與自然界的各種生物競爭有限的地球資源，為了確保農作物不被其他動物啃食，二十世紀中期，人類開始大量使用各種殺蟲劑、除草劑等化學農藥，來撲滅蟲蟻以及在田野間覓食的鳥獸。雖然化學農藥能夠快速除去可能影響農作物收成的蟲鳥，卻也讓原本一物剋一物的完整食物鏈硬生生被截斷，破壞環境生態，土地也因此受到汙染，變得貧瘠枯竭，日後若要恢復地力，不但曠日費時，而且要投入的資源難以估算。

人類將化學農藥用在種植農作物的土地上，直接使得農作物沾附毒性物質，結果人類又吃下這些食物，等於間接讓毒物進入自己的身體，如果無法快速代謝，長期累積在體內，就會引發各種嚴重的疾病。

我們每天飲水進食，不知不覺中就讓食物中殘留的化學成分或是各種加工食品中的化學物質進到體內，但是與呼吸空氣不同的是，我們無法全面控制吸入身體的空氣品質，但我們可以選擇每日三餐要吃進肚子的食物。

市面上充斥各式食物，飲品、加工食品、調味料，無論是什麼，只要「大量」、「過量」，就會成為身體的負擔，還可能對身體造成傷害，尤其是非天然存在的、人工合成的成分。要吃什麼食物，選在什麼餐廳用餐，是我們能夠為自己決定的，為了減少可能造成我們身體負擔的食物進入身體，我們當然要為自己的身體做出好的選擇。

吃進身體的食物，一旦被吸收，就會成為身體的一部分，因此我們應該盡量選擇天然食材，增加蔬食的比例，減少食用加工品，避免基因改造或有化學添加物的食材，盡可能減少攝取內含「垃圾物質」的食物，像是人體無法代謝的「反式脂肪」，一旦進入體內就會長時間留在體內傷害身體，這些有害無益的食物，能不吃就不吃，才不會造成身體的負擔。

除了食物本身，我們也應該慎選用來盛裝食品的容器。許多經常被用來盛裝滾沸、高油、高溫或酸性食材的容器，可能會釋出甲醛、塑化劑、雙酚A、三聚氰胺，甚至是鉛或鎘等化學物質，一旦人體吸收到這些成分，除了會干擾身體的代謝過程外，如果人體無法代謝或排泄，這些化學物質甚至可能會永遠寄居在身體裡，成為身體的一部分。

養成瞭解食材成分及來源的習慣，盡可能挑選安全度高且新鮮的食材，自備合格理想的食器來盛裝食物，同時留意各種調味料的成分，就可以減少垃圾物質進入身體的機會，避免造成身體負擔與損傷。

有關飲食及食品安全的更多細節，可以參考許瑞云醫師的著作《哈佛醫師養生法》。

留意看不見的電磁波與游離輻射

人類文明與科技的高度發展，為我們帶來許多的便利，讓生活更加舒適之餘，也同時造成人體的負擔與損傷。我們的居住環境，從照明、空調、電腦、通訊設備到無線網路，短短幾十年，科技產生跳躍式的進步與改變，結果是讓我們的生活空間遍布各種電磁波與游離輻射等能量干擾。

時至今日，絕大多數人都難以避開環境中的各種危險因子，但生活在其中的我們，其實還是有一些因應之道，只要我們有意識的選擇與調整，還是可以減少環境中電磁波或游離輻射所帶來的傷害。

首先，避免長時間讓手機貼近身體，而在使用手機通話時，也最好避免長時間貼近眼睛、耳朵。如果情況允許，通話時盡量使用擴音。其次，由於晚間是人體重要的休息時間，就寢前一個小時不要使用手機、電腦，讓腦部放鬆，研究顯示，重度手機使用者容易有睡眠障礙，而手機愈容易拿到，就愈會讓人時不時的想要瀏覽，所以睡前最好關閉手機，或是開啟飛航模式，如果可以，最好不要把手機放在臥室，以減少電磁波干擾或心理上的依賴。

再者，現代人幾乎整天手機不離身，加上無線網路布建的密集度非常高，室內因為有建築體的遮蔽，所以可以阻擋部分室外電磁波能量進入室內，但室內的電磁波就需要自行調整，例如在使用電腦、平板等３Ｃ用品時，可以試著減少使用無線網路，改以有線網路連接，並且盡量在不需要上網的時候，將無線網路訊號關閉。

此外，所有電源線路與需要通電的設備，都會產生游離輻射能量，一般而言，如果能保持一公尺以上的距離，影響的程度就會大幅減少，因此最好有意識的提醒自己避免近距離、長時間的接觸使用。

現今我們的生活環境已經無法完全脫離電磁波或游離輻射，只能朝著盡量減少干擾的方向努力，以降低對身體能量場域的影響。許多人經常感覺疲累，好像怎麼休息也不夠，可能就是因為長時間身處在無線網路電磁波的環境中。偶爾進到大自然，或是入住沒有Wi-Fi的森林小木屋時，感覺需要的睡眠時間減少，精神卻反而變好，就是這個緣故。所以除了適度休息，也要盡可能減少電磁波或游離輻射的干擾，以增強自我修復的能力，多數情況下，人體仍然可以經由充分休息與保養，慢慢修復這些干擾對身體造成的影響與損傷。

身體的內環境

心念的浮動與情緒能量，是身體的內環境最關鍵的影響因素。

心念與情緒的起伏，會經由大腦神經訊息的能量衝擊，直接影響人體的五臟六腑，決定我們的健康狀態。一個人對事情的認知、想法、念頭、思維模式與情緒反應，都是心念；要如何維持穩定的心念，讓身體保持健康？

首先，要學習帶著好奇、欣賞的心念去看待所有人事物。

小嬰兒總是帶著好奇心去探索世界，對外界一切人事物並沒有什麼好壞、對錯的想法，直到慢慢長大，才會在看到某些人事物時，產生情緒反應。這其實是因為成長過程中受到許多教條和文化的洗禮，而且在經歷各種事件時，當下產生的種種感受，會留在我們的大腦記憶庫，日後發生其他事情，再度勾起這些記憶時，就會出現類似情緒反應。

除了盡量保持平和的心情外，學著去覺察情緒的起伏變化，並且去看清情緒反應背後的根本原因。很多來自自己的期待或文化上的框架，要練習放掉這些期待和框架，我們的內心才能平和而自由。透過覺察自我情緒的高低起伏，找出情緒反應的根源，有助於我們看清楚自己從過去到現在，究竟被什麼情緒記憶或文化框架所困擾，這也是個人心念與智慧能夠持續成長的重要基礎。

要看清文化框架並不容易，就好像水對魚而言，是這樣的理所當然，魚根本不會意識到自己是生活在水裡，所以例如覺得媽媽應該溫柔體貼、爸爸應該負責養家、孩子應該服從聽話，這都是教育與文化養成，帶著這些文化框架來跟世界互動，就會覺得好像事事不如己意，因為天下的媽媽有各式各樣的性格和脾氣，家庭經濟也未必要由父親一肩扛起，而孩子也會有自己的想法和主張，不一定能完全符合父母的期待。世界本來就是多元的，而且人都會變，只有讓自己的思維保持彈性，我們的生命才會自在。

此外，良好且充足的睡眠，是大腦與身體重要的修復關鍵。心念平和，以及大腦或身體的放鬆，與睡眠品質互為因果。

許多醫學研究都證實，身體疾病或壽命長短，都與個人的睡眠狀態高度相關。大腦在高度耗能，堆積許多代謝物後，必須透過睡眠來幫助恢復穩定平衡的狀態。如果經常熬夜，長期處在高壓之中，會讓大腦極度不穩定，免疫系統、內分泌系統，以及身體各個面向就容易嚴重失衡。

睡眠問題是當今很多人的困擾，當我們有許多想法、擔心、焦慮、壓力時，大腦就會被迫一直處在運作狀態，無法休息，這時身體也會跟著緊繃，難以放鬆。身體與大腦的緊張狀態，互相影響，不斷強化，讓人一直處在備戰狀態中，就更難入眠。這時候可以試著先讓身體放鬆，大腦才會接收到我們準備休息、即將進入睡眠的訊息，然後跟著放鬆下來。

大腦如果能與身體的訊息連結良好，就能夠在放鬆身體時，讓大腦也跟著放鬆，這樣要進入睡眠狀態就會很容易。準備就寢時，可以試著把專注力放在身體的感覺上，讓身體由額頭、眼皮、臉、頸部、肩膀、背部、腰部、大腿到小腿部位依序放鬆，可以在心裡對每個部位一一提醒。一旦全身放鬆，多數人都能夠快速進入睡眠。臨床上我們就看過許多長期有睡眠困擾的人，在練習專注與放鬆的過程中，幾分鐘內就有睡意湧現。

除了透過放鬆身體來幫助大腦放鬆，易於進入睡眠狀態，我們也可以反向先讓大腦關機，再讓身體放鬆，進入睡眠狀態。但這個方向的放鬆，需要個人具備調控神經系統的能力，也許可以從禪修或內觀等練習開始，讓心念保持平和與穩定，進而幫助覺察內在情緒及細微的身體感受。

放鬆的方法有很多，無論是運動、散步、聽音樂、花精、冥想、能量運動等，都有一定的效果，但如果承受極大的壓力，或是處於過度焦慮的狀態下，許多曾經有效的方法，就可能突然不管用。焦慮與放鬆就好比天秤的兩端，焦慮程度增加，放鬆的難度就跟著增加，如果可以搭配能量運動，效果會更好。以下是幾項簡單有效、可以幫助全身放鬆的方法，如果感受到壓力或焦慮時，不妨練習看看。

心念練習3：舒眠練習——專注呼吸入睡技巧

- 找一個自己覺得安全的地方，最好是練習後想睡就可以直接躺下來睡覺的地方，播放讓自己放鬆的旋律或音樂。
- 選擇一個舒服的姿勢，或坐或臥都可以。
- 把焦點專注在自己呼吸的過程，體驗氣流進出鼻孔的感覺、或是呼吸時胸腹的輕微起伏。一旦覺察到有雜念出現時，試著把專注力再拉回來。
- 接著，練習覺察身體的緊繃與放鬆，從頭皮、額頭、臉頰、嘴巴、耳朵、頸部、肩膀、背部、腰部、大腿、小腿、腳板，依序與身體各個部位連結。
- 沿著頭頂、太陽穴、後腦勺的頭皮，去感覺有沒有哪個位置很緊繃，如果有的話，試著去放鬆那個部位。
- 再次把感覺放在額頭、臉頰、嘴巴、耳朵，然後是頸部、肩膀、背部、腰部，接著是大腿、小腿到腳板，覺察到緊繃的部位，試著一一放鬆。

○當呼吸速率漸漸緩慢平穩下來，大腦活躍雜亂的思緒就會跟著平和下來，心也會漸漸安定。當我們能夠專注在呼吸，感受身體每個部位慢慢放鬆下來，很快就能入睡了。

舒眠練習

更詳盡的關於舒眠練習——專注呼吸入睡技巧，可參考鄭先安醫師的示範及解說影片，請掃描 QR code，或上網搜尋「舒眠練習——專注呼吸入睡技巧」。

心念練習4：日間放鬆練習

有時候，我們白天需要工作，還有許多活動，或有事情待處理，暫時不能睡覺，但當你感覺到緊繃時，可以善用一些方法，幫助自己的身體放鬆下來。若懂得適時放鬆，身體的痠痛或疾病自然會減少，我們的心也變得很平和，你會能夠更寧靜去看待接下來該做的事情。

放鬆的方法，原則上跟幫助入睡的方法相似。首先，也是試著讓自己的心安定下來，讓心安住在這個當下。第二個方法是，從身體開始放鬆，讓身體各個緊繃的部位先鬆開來。

再來，我們在上一本書《心念自癒力》談過，專注腳底走路是一個放鬆的好方法。鄭先安醫師特地拍攝「日間放鬆練習」的示範影片，一步一步帶領大家練習。

此外，也可以參考「舒眠練習——專注呼吸入睡技巧」鄭先安醫師的影片示範與解說，以及「睡前靜心練習——專注走路、擁抱脾經助眠技巧」許瑞云醫師的影片示範與解說。

日間放鬆練習

更詳盡的關於日間放鬆練習的技巧，可參考鄭先安醫師的示範與解說影片，請掃描QR code，或上網搜尋「日間放鬆練習」。

心念練習5：大腦休眠練習——短時間深度休息技巧

除了躺下來或趴下來睡覺，我們還可以讓大腦「休眠」，就像電腦進入低耗能的休眠狀態一樣，隨時可以重啟工作模式。我們的大腦也可以學習進入休眠狀態，以下有幾種不同深度的休眠模式供大家參考：

很多人有過類似的經驗，一陣睡意來襲，打了一個盹，小睡一段時間後醒來，精神好了

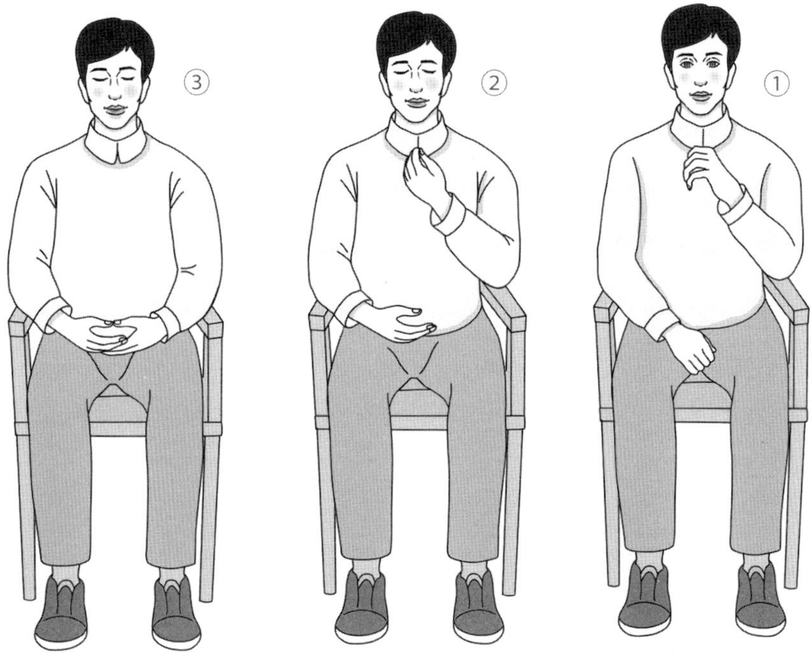

專注在呼吸，心回到當下　　專注力放在丹田　　找一個安全放鬆的地方

練習 5　大腦休眠練習

不少，事實上我們可以主動設定，讓大腦短暫進入睡眠狀態，但這需要透過練習才能做到。

- 找一個感覺安全放鬆的地方，或坐或躺。
- 在心中設定自己要休息五到十五分鐘。
- 將專注力放在丹田位置（肚臍或肚臍下方部位，或是呼吸時下腹部的起伏位置）。
- 讓自己放鬆，慢慢進入睡眠。開始練習或是極度疲累的時候，可能會睡過頭，但多練習幾次，大腦設定醒來時間的準確度就會提升。

○ 如果當下無法真正放鬆小憩時，可以先坐著，把專注力放在丹田，或自己覺得更適合的部位。

○ 當我們保持專注時，身體會跟著平靜放鬆下來，呼吸、心跳與代謝都會跟著緩和，大腦也會進入休息的階段。一樣可以設定靜心的時間，時間到了大腦會自然和身體連結，回歸與周圍環境互動的狀態。

○ 也可以透過靜心或靜坐的方式，達到「靜」與「止」的狀態。處在「靜」的狀態時，人雖然清醒，但只保留些微意識，而「止」則是「靜」的延續，是更深入的寧靜狀態，甚至近乎感覺時空停止的過程。

○有關「靜」與「止」的概念，請參閱《心念自癒力》一書，頁二四〇。

大腦休眠練習

更詳盡的關於大腦休眠練習——短時間深度休息技巧，可參考鄭先安醫師的示範與解說影片，請掃描 QR code，或上網搜尋「大腦休眠練習——短時間深度休息技巧」。

要讓身體內環境保持健康，最重要的就是心念學習、情緒釋放以及關係修復三件事。

心念學習的重點，在於瞭解自己，同時認識自己的情緒類型。從小到大，每個人都要面對各種人際關係所帶來的不同課題，而瞭解自己的情緒類型，進一步看清楚自己如何處理情緒，又有什麼樣的優缺點，並且能夠持續學習如何帶著愛與感恩的心，去面對生活中出現的人事物，才能讓自己的心念持續成長，在不同情境下盡量保持平和，不至於在緊急情況或壓力大增時，又以慣性做出特定情緒類型會有的戰或逃反應。

情緒釋放也是幫助我們維持身體內環境平衡的重要一環。每個人的成長過程，都會有各式各樣的挫折與情緒浮動，所有的經歷都會被我們收進記憶資料庫裡，如果沒能釋放糾結的情緒，過去的記憶就可能會在未來的某個時刻，跳出來影響我們。事實上，所有糾結的情緒，就算已經事隔多年不再想起，但仍然持續對我們的身體產生作用，我們必須學著解開這些心結，才能讓自己平和穩定，不被過往所擾。

至於關係修復，則與前述的心念學習或情緒釋放環環相扣，無論是情緒或心念的出現，往往都源自各種關係課題，只有能夠把各種關係好好修復，才不會一再出現負面的心念或情緒，我們身體的內環境才能夠愈來愈健康。

貌由心生，有諸內形諸外

心念運作會影響個人的日常習慣，進而表現在外貌、體態上。一個人的身體健康或器官損傷，與慣性動作、習慣姿勢，以及情緒能量的波動關係密切。因而，從一個人的動作、體態，甚至胖瘦，可以反向推知身體的平衡情況，或是內在的情緒狀態。

大腦與身體的神經連結，決定了一個人的動作模式。右腦的神經連結控制左側身體；左腦的神經連結則控制著右半邊的身體，由於每個人的左右腦先天就不會完全對稱，加上從小養成的慣性動作也會產生差異，所以在能量場上我們常會發現，一個人與父親或母親其中一方的關係失去連結時，身體能量就容易出現失衡狀態，導致身體慣性傾向某一邊，甚至會有脊椎側彎的問題。

心念影響脊椎的結構，脊椎的異常彎曲又影響身體健康，由於脊椎是身體軀幹重要的支持結構，一旦左右或前後的力量不平衡，就可能造成脊椎彎曲。每個人的脊椎前後左右的角度，通常或多或少會有不對稱，能量場上也常見到個人身體有左右不對稱的現象，這些不對稱與從小成長的過程、心念的活動、承受的壓力等都有關係。

許多人脊椎側彎的問題直到成年後才發現，但可能從小就已開始失衡。脊椎側彎與個人大腦半球的運作有關，平時要多留意身體的姿勢，提醒自己有意識的校正，多做拉伸的動作，幫助矯正側彎的程度，平衡身體軀幹的負擔。如果可以的話，不妨檢視自己是否與生命中的重要他人能量連結出現斷裂或是有卡住的情形，也許透過這個機會看看自己的內在，是否偏心媽媽，還是偏心爸爸。

生、老、病、死是所有生命的必然過程，有生，就會有死，生命有一定的年限，但醫療技術持續進步，現今先進國家的國民平均壽命已經達到八十歲左右，百歲以上的人瑞相對較少，但也並不十分罕見。

生命的生存年限是個人身體細胞的整體表現，撇開腦出血、血管阻塞、腦梗塞或心肌梗塞等血管問題，腦部與心臟的細胞通常可以生存較久。

肺部、胃部、大腸及腎臟，這幾個器官因為較容易直接接觸到外來的空氣或食物，所以受損的機會自然較高，一旦累積的損傷大於器官修復能力時，這些臟器就可能產生病變。

人體的表皮皮膚，由於是最可能接觸到紫外線或化學物質的器官，雖然皮膚的表皮細胞有很好的新陳代謝力，但表皮、皮下組織日積月累直接承受各種損傷，久而久之難免讓皮膚紋路、斑點色素跟著增加。

事實上，隨著年紀漸長，每個人的皮膚、肌肉、骨骼或是皮下脂肪，都在一點一點的發生變化。就連臉部的表情動作、牙齒的咀嚼習慣或齒列結構，都會慢慢改變一個人的臉形。

從一個人臉上的皺紋，可以看出大腦與臉部肌肉連結的神經迴路情形，間接展現了這個人的心念與大腦活動；而個人的慣性動作，如表情、姿勢、體態，決定了身體大致的姿態、外貌，以及健康。

美好體態，從健康心念出發

大多數人都崇尚美好體態，從心念醫學的觀點出發，維持良好體態最重要的意義在於健康，有平和的心念，自然有平和悅人的外貌面容。

如果個人平時的熱量攝取超過身體所需，那麼熱量就會轉變成脂肪，堆積在肩頸、腰腹、臀部或手臂、大腿四肢部位，以及內臟器官周圍。過多的脂肪堆積，會影響一個人的體態與姿勢，在與大腦互動與神經訊息連結下，漸漸發展成新的自我體態印象。很多人慣性承擔重大責任，尤其是容易承擔和擔心家人或他人問題者，容易有肥厚的肩頸部，整個人的上半部常會顯得特別厚重。

經過多年形塑的體態與慣性動作雖然很難改變，但並非絕對不可能，無論是皺紋、體型、身材、體態，只要用心持續調整，都有改善的機會。

要做出改變，首先要留意日常生活中的姿勢。每個人都有習慣的坐姿、站姿，不良的姿勢習慣會造成身體骨骼與肌肉的負擔，進而影響身體器官的發展、個人的體力好壞，以及影響一個人的情緒與心念。

當一個人的自信程度很低或感到害怕的時候，就容易有低頭、肩膀內縮、彎腰駝背的姿勢，難以挺直身軀。而經常性的低頭、彎腰駝背和肩膀內縮，往往又會讓自己的心念更加軟弱沒自信，也就是說，心念與姿勢其實是互為表裡，相互作用。所以培養腹部內縮、抬頭挺胸的姿勢，對於生理或心理，都是很重要的事。特別是發育階段的孩子，更要學習保持良好姿態。

生活在地球，所有一切都受到重力牽引，無論是站或坐，身體都要承擔各個部位的重量，所以頸部一旦前傾，頸後的肌肉就必須支撐頭部往前的重量；脊椎若是傾斜，周遭的肌肉就得承擔因傾斜而造成的反作用力。不良的姿勢持續太久的話，負責保持平衡的肌肉就會過度疲乏，產生緊繃，甚至引起疼痛，久而久之肌肉還會變得肥厚、僵硬，整個人很難放鬆，一旦不良的姿勢變成慣性，就可能引發一連串身體不適的症狀。

如果姿勢不良的問題並不嚴重，可以試著自我矯正，找回正確姿勢，以下介紹幾個簡單的方法。

心念練習6：正確站姿練習

- 找一面牆，背對著牆壁站立。
- 試著把腳跟、臀部、肩胛以及後腦勺（頭枕部）四個部位同時碰觸貼緊牆面。
- 試著把後頸也往後靠向牆面，同時縮小腹，讓腰部盡量向牆面貼近。

○ 站姿練習的重點在於維持頭頂上提，由頸椎支撐頭部，讓頸後肌肉放鬆，肩膀保持不內縮。每個人的肩胛與背部肌肉大小有些差異，因此後腦勺與肩胛貼合牆壁的程度不盡相同。盡量自然的抬頭挺胸，背部就會跟著挺直，腰部與地面也會大致呈垂直角度。試著讓身體與地面呈現較為垂直的角度，以減低肩頸、背部與腰部的負擔。

○ 可以參考太極拳「虛靈頂勁，含胸拔背、鬆腰垂臀、沉肩墜肘」的口訣，太極的站姿講究頭頂自然上提，背脊鬆而挺，胸舒鬆而輕含，腰臀鬆而垂，肩沉而肘墜，也就是頭、

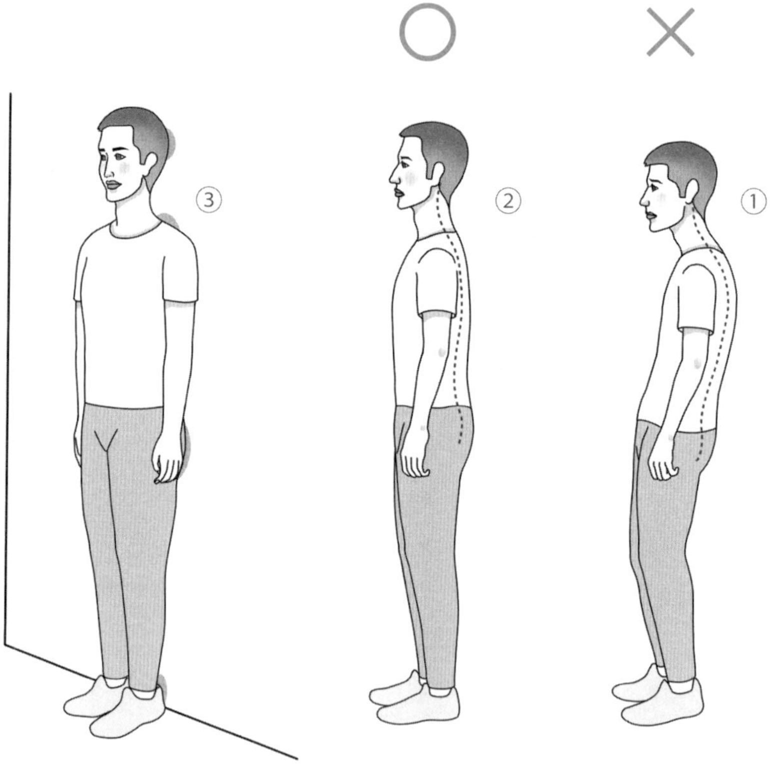

找一面牆練習緊貼牆面站立　　正確站姿　　錯誤站姿

練習6　正確站姿練習

頸、肩、肘、背、腰，都要放鬆沉穩。

○最初開始練習如果有些姿勢還做不到位，不必心急，一步一步調整即可。每當感覺肩頸、背部或腰部痠痛不適，就可以練習一下，一天做個兩、三回，身體就會慢慢挺直起來，恢復正常姿勢。

正確站姿練習

更詳盡的正確站姿練習、錯誤站姿矯正，可參考許瑞云醫師的示範及解說影片，請掃描 QR code，或上網搜尋「正確站姿練習」。

正確站姿講解

關於正確站姿的太極理論講解，可參考鄭先安醫師的示範及解說影片，請掃描 QR code，或上網搜尋「正確站姿講解」。

心念練習7：正確坐姿練習

現代人站立的機會較少，許多人在工作與生活中經常性的坐著，因此坐姿正確就顯得更為重要。理想的坐姿是頭頸、肩膀、背部與腰部肌肉都可以適度放鬆，不會有某個區塊特別緊繃。

- 坐著的時候，軀體與大腿以及大腿與小腿的連結處，最好呈現接近九十度的垂直角度。
- 腳掌平貼在地面上，讓身體各個部位的重量平均分擔。
- 整條脊椎的位置要平衡的支撐著上半身的重量，從軀幹到骨盆，包括頸椎、胸椎、腰椎、薦椎一直到尾椎的這一段，會呈現微幅的S形弧度。

○ 坐正的時候可以試著轉動頸部，感覺各個角度的負重是否平均，再試著轉動身體去感覺軀幹肌肉與腰部肌肉在不同角度下的負擔有無不同。

正確坐姿練習

更詳盡的正確坐姿練習、錯誤坐姿矯正，可參考許瑞云醫師的示範及解說影片，請掃描 QR code，或上網搜尋「正確坐姿練習」。

正確坐姿講解

關於正確坐姿的講解，可參考鄭先安醫師的示範及解說影片，請掃描 QR code，或上網搜尋「正確坐姿講解」。

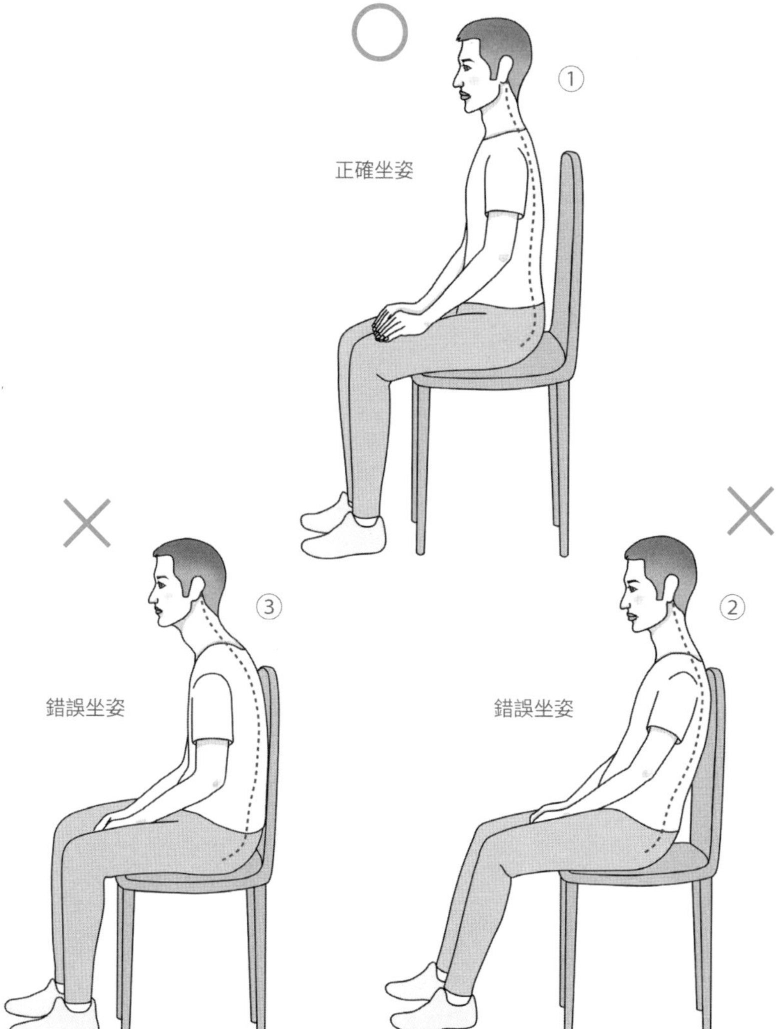

練習 7　正確坐姿練習

運動可以形塑個人的身材體態，只是許多人不知道的是，身材體態其實與大腦神經迴路有關，可以透過建立大腦神經迴路、調整慣性姿態來幫助改善體態；也就是說，想要有什麼樣的體態，其實可以經由心念加以調整。

透過心念自主控制與收縮肌肉，經常性的練習，有助於讓肌肉細胞變大，只要持之以恆就可以讓肌肉變得結實。以下就擴大胸圍肌肉、緊縮腰部線條的例子，說明如何透過建立大腦神經迴路來幫助達成體態塑造目標。

心念練習8：美好姿態觀想練習——上身強壯增肌觀想運動

希望胸部及手臂肌肉更加強壯有力的人，要從建立大腦與身體肌肉的神經迴路著手。《神經生理期刊》(*The Journal of Neurophysiology*)；及許多研究證實，觀想可以加速肢體損傷後的修復與強化肌肉力量，練習觀想時，可以一邊觀想，身體一邊做相對的肌肉收縮動作，效果會更明顯。

- 建立神經迴路：先慢慢深呼吸幾次，深呼吸時感覺胸部與手臂的起伏。這時神經會將胸部及手臂的起伏訊號，傳送到我們的大腦中樞，再從傳入的感覺神經，到達傳出的運動神經，整體形成一條神經迴路。如果想要讓肌肉增厚，就要好好建立並經常喚醒這條神經迴路。

- 設定理想目標：在腦海裡設定自己想要的胸圍與臂圍大小，或是拿出心目中理想身材的照片幫助想像。一旦大腦的設定與身體產生連結，就會帶動大腦依照自我設定的印象，潛移默化的進行身體調整。
- 發揮觀想作用：目標設定完成後就可以觀想需要鍛鍊的胸部或手臂肌肉部位，大腦會在觀想時，與身體該部位產生連結，展開間歇性的肌肉收縮，增強大腦與該部位的神經訊號往返，同時提高該部位的血流量，因而有助於讓肌肉變得更加結實有力。
  - 觀想時，加上擴胸伸展與胸肌收縮動作，及上臂彎曲與伸展動作（肱二頭肌與三頭肌的收縮運動），效果會更顯著。
  - 持續頻繁的練習：每日至少要觀想三次，每次持續一分鐘以上。只要持之以恆，神經訊號就會一天一天增強，局部血流量也會跟著增加，經常的練習，肌肉就會慢慢強化。

上身強壯增肌觀想運動

更詳盡的關於美好姿態觀想練習——上身強壯增肌觀想運動的技巧，可參考鄭先安醫師的示範及解說影片，請掃描 QR code，或上網搜尋「上身強壯增肌觀想運動」。

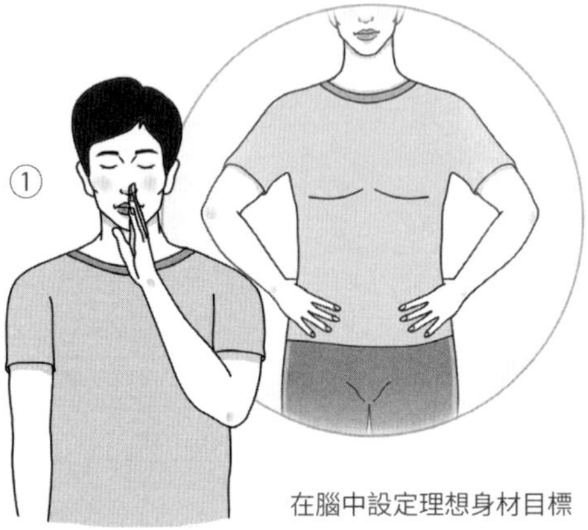

在腦中設定理想身材目標

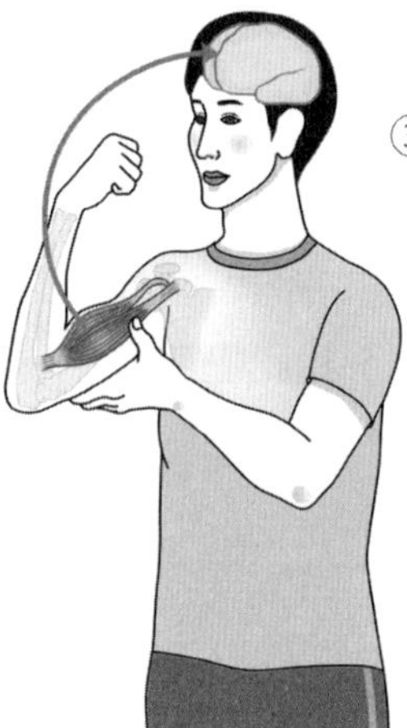

觀想時，一面做相對的肌肉收縮運動，
效果更佳

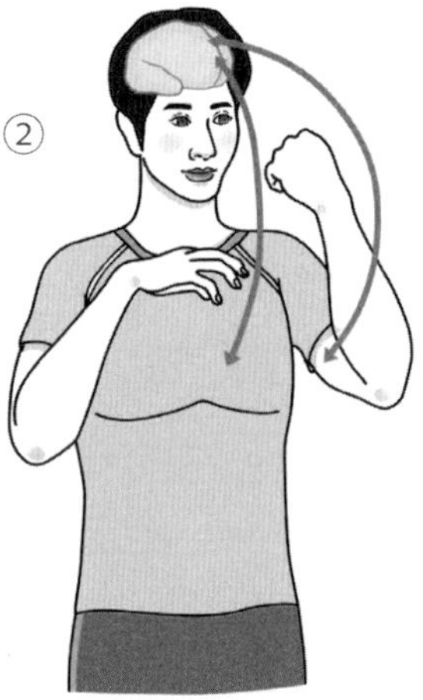

透過觀想，建立大腦與肌肉的連結

練習 8　上身強壯增肌觀想運動

心念練習9：美好姿態觀想練習——腰腹美化緊實觀想運動

腰部是最容易堆積脂肪的身體部位之一，一旦熱量過剩時，腰腹經常會成為多餘脂肪囤積的地方。理想的男性腰圍宜小於九十公分，女性宜小於八十公分，雖然會因個人體型略有差異，但最高不宜超過上述標準。

腰部與腹部的大小，和高血壓、糖尿病、高血脂、心血管疾病、代謝症候群等慢性疾病有很直接的關係，所以為了身體健康著想，最好能保持標準的腹圍與腰圍。

男性如果想要腹部平坦結實、女性希望美化腰部曲線，可以跟著以下步驟練習。

- 建立神經迴路：先設定自己理想中的樣子，想像腰腹平坦緊實，也可以看著理想身材的照片，女性可以想像自己有纖細腰身，男性則可以想像自己的腰身健壯有力。
- 持續性收縮腰腹肌肉：每天練習收縮腰腹部位肌肉至少兩次，愈多次愈好，每次持續五分鐘以上。要是能在收縮肌肉時，加上一些柔和的腰部動作，像是緩和的以順時針或逆時針方向扭腰，或是輕緩的左右擺動，又或者採取8字型的來回扭動的方式，都有助於加強腰部不同位置的肌肉（腹直肌、腹橫肌、腹斜肌，以及腰部、部分臀部的肌肉）力量，增加腰部的血流量，可以讓腰部脂肪燃燒的效果更明顯。

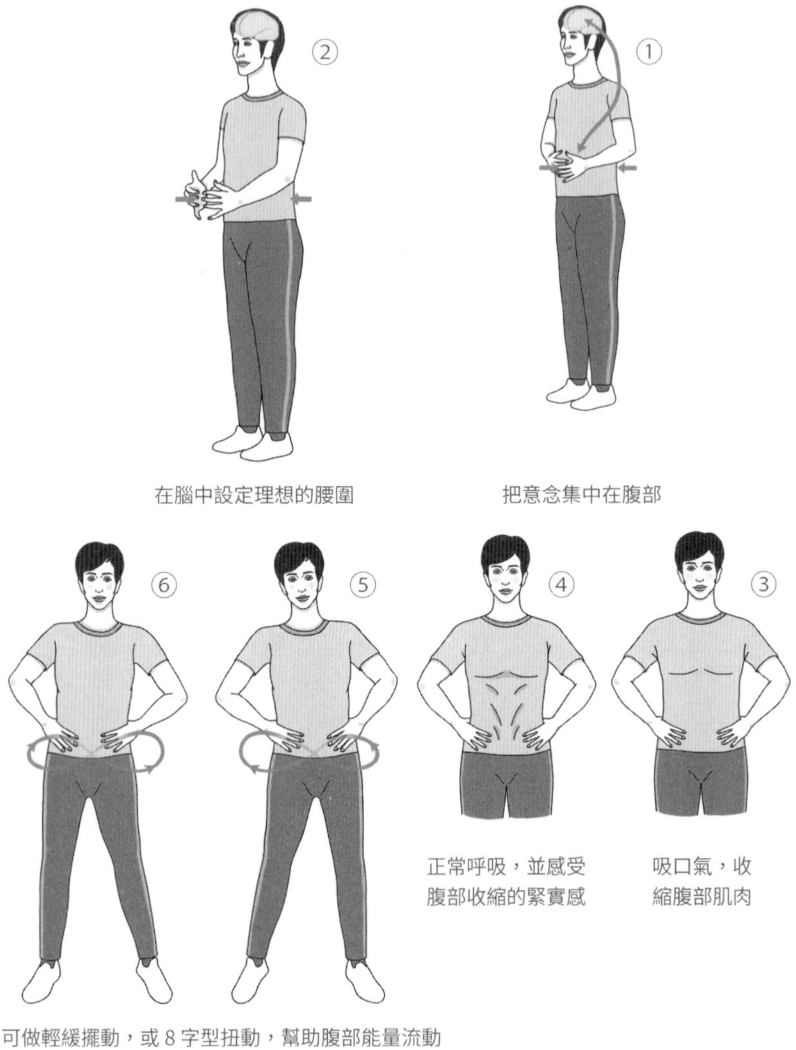

在腦中設定理想的腰圍
把意念集中在腹部

正常呼吸，並感受
腹部收縮的緊實感
吸口氣，收
縮腹部肌肉
可做輕緩擺動，或 8 字型扭動，幫助腹部能量流動

練習 9　腰腹美化緊實觀想運動

- 經常性的覺察：常常練習收縮腰腹肌肉，並且經常性的覺察，有助於增加飽足感，減少攝取過多熱量。
- 特別提醒收縮肌肉時，如果是要強化擴大肌肉，採取的方式是間歇性但較為強勁的收縮法；如果只是想要讓局部肌肉變得緊實，就只要持續輕微的收縮。
- 以一到十的區間來判斷，肌肉從最輕微到最強力的收縮程度，讓肌肉緊實的輕微收縮力道，大約介於二到三即可。

腰腹美化緊實觀想運動

更詳盡的關於美好姿態觀想練習——腰腹美化緊實觀想運動的技巧，可參考鄭先安醫師的示範及解說影片，請掃描 QR code，或上網搜尋「腰腹美化緊實觀想運動」。

透過大腦神經迴路連結，以觀想覺察的方式來幫助肌肉收縮或增大時，必須留意到身體是一個整體，一個部位產生變化，其他部分會自動因應調整，所以不宜過快或過度，以免帶來其他問題。如果想把身體肌肉訓練得過度肥大，心臟勢必得付出更多的力氣來供應肌肉的血流，一旦心臟負荷過大，就可能導致心肌變得肥厚，甚至出現過勞後的損傷，所以還是要確保平衡適度。

觀想雖然可以幫助強化特定部位肌肉，但並不是一蹴可幾。觀想讓大腦與身體肌肉連結，一旦設定好理想目標之後，就要經常觀想，透過大腦的神經迴路，幫助肌肉收縮，觀想的頻率愈高，效果就會愈明顯。每個人的觀想能力不同，效果可能會有程度上的差異，不過只要持之以恆，神經訊號就會一天天增強，局部血流量也會跟著增加，長期練習下來，肌肉就會慢慢強化。

同樣的道理，人的面容樣貌也跟身材體態一樣，會受到慣性表情與心念的影響。不論是容貌或身材體型，都是個人營養與代謝情況的綜合結果，皮膚、骨骼、肌肉等結構，經年累月承受冷熱、乾溼、紫外線或是化學物質接觸等環境因素的傷害影響，再加上年齡漸長，皮膚皺紋增加似乎是很難避免的現象，但是有些人才不過三、四十歲，臉上的皺紋就很明顯，也有些人一直到五、六十歲，臉上還是沒有太多皺紋。

撇開飲食習慣、天生膚質等個人因素，單從物理學的角度來看，皮膚紋路的形成與肌肉收縮的方式有直接關係。一個人習慣的臉部表情動作，無論是皺眉頭或瞇著眼睛笑，只要持續的時間夠久，慢慢就會在特定位置產生皺紋，隨著時間流逝，皺紋會愈來愈深，一段時間之後，原本只有在表情動作下才會出現的動態紋，會成為經常性可見的靜態紋，屆時就算臉部沒有表情動作，皺紋也不會消失。一旦臉上有了靜態紋，代表皮膚結構已經改變，要再恢復原來沒有皺紋的狀態，就變得很困難。

那麼，臉上的皺紋是否可能減少呢？答案依然是肯定的。

有些人習慣性皺眉頭，久而久之自然會有眉心紋，如果想要消除眉心紋，就要先瞭解自己為何會經常皺眉頭，在什麼情況下，自己會有皺眉的反應。常見的眉間皺紋有縱向，也有橫向，這與個人經常陷入思索的習慣有關。

皺眉的動作是因為兩側眉頭的皺眉肌收縮，如果經常承受沉重的壓力，像是面臨難解的問題，或是帶著許多悲傷、無奈、痛苦的情緒，又或是身體經常性疼痛，或者身處在光線過強的環境中，都會讓我們因為不舒服而不自主的皺眉頭。

前述的種種情境，每個人生活中多少都會遇到，但如果皺眉的動作愈頻繁、時間愈長，就愈容易導致皺紋形成，如果能夠覺察在什麼情況下，自己的臉部表情會習慣性收縮、緊繃，就可以幫助自己調整情緒反應方式，這也是改善皺紋的第一步。

由於皺眉是兩側眉毛往內側靠近的動作，除了覺察自己皺眉頭的時機，還可以反向的觀察自己什麼時候看起來很放鬆，眉毛不會往內縮或往下擠壓，看到自己表情輕鬆柔和的樣子時，記得問問自己能不能常常維持這樣的狀態。除了觀察自己眉頭緊縮或放鬆的時機，另一個重點在於學習放鬆皺眉肌，試著輕輕抬起眉毛、眉尾，或是用手順著眉毛往兩側輕按，鬆開緊繃的眉頭，好讓皺眉肌得到舒緩。

每一條皺紋都是人生旅程的刻痕，是個人生命的紀錄，沒有絕對的好或壞，一個人臉部的表情紋路與氣質，往往如實反應了個人生命旅程修習的結果。我們可以學著去看各種表情背後所代表的情緒、念頭以及壓力來源，進一步調整心念，學著減少面對壓力時的過度反應，讓自己懂得放鬆。如果可以的話，學習帶著喜悅的心，去面對周遭的壓力與所有人事物。

如果臉上的皺紋得到改善，無論是皺紋變淡，或是刻痕穩定不再變深，都表示個人的心境也變得更為平穩柔和，因此大腦與臉部肌肉的連結，隨著情緒與心念的調整而得以趨緩，不再容易過度緊縮。心念處於平和狀態時，整個人就會跟著放鬆，皺紋也就不容易出現。

心念練習10：美好姿態觀想練習——臉部淡化皺紋觀想運動

● 覺察自己慣性緊繃、皺眉頭的時機，並反向的觀察自己什麼時候看起來很放鬆。

● 學習放鬆額頭、眉間緊繃的肌肉，試著輕輕抬起眉毛、眉尾。

● 用手順著眉毛往兩側輕按，鬆開緊繃的眉頭，好讓皺眉肌得到舒緩。

○ 看看自己表情輕鬆柔和的樣子時，記得問問自己能不能常常維持這樣的狀態。經常練習，會形成新的放鬆肌肉的習慣。

臉部淡化皺紋觀想運動

更詳盡的關於美好姿態觀想練習——臉部淡化皺紋觀想運動的技巧，可參考鄭先安醫師的示範及解說影片，請掃描 QR code，或上網搜尋「臉部淡化皺紋觀想運動」。

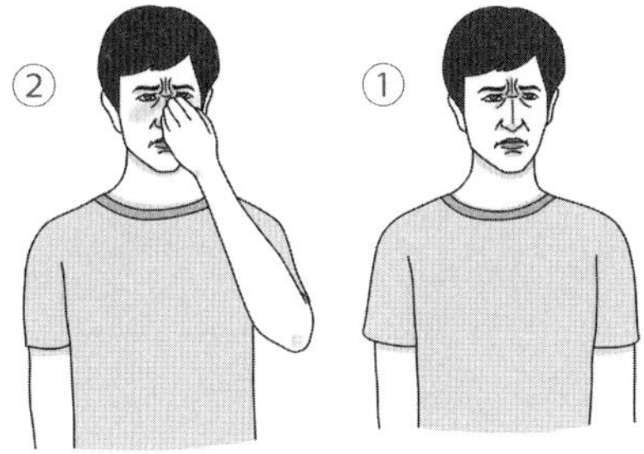

覺察自己皺眉的時機

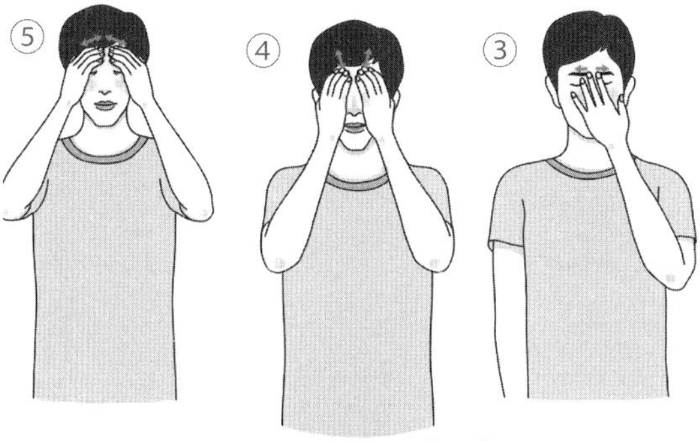

用指腹按摩緊繃的肌肉

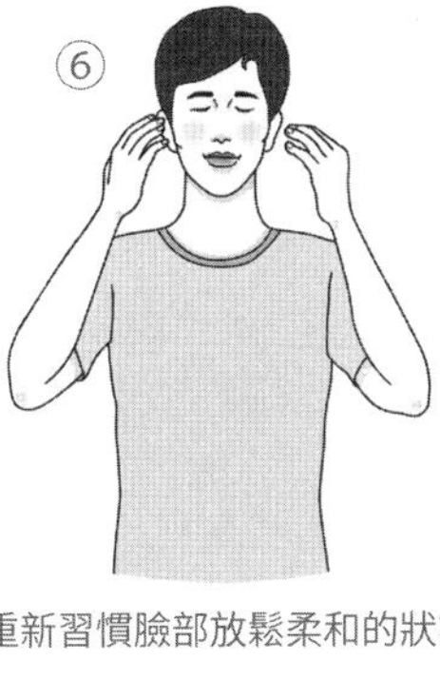

重新習慣臉部放鬆柔和的狀態

練習 10　臉部淡化皺紋觀想運動

3 「失衡」，疾病發生的機轉

鄭先安醫師剛剛踏入醫療領域的時候，在某次病例討論會上，聽到臺大醫院謝博生醫師說：「幾乎所有的病都不是藥物治好的。」這句話讓當年抱著雄心壯志，希望有朝一日能懸壺濟世的鄭醫師留下深刻印象。

從醫學院畢業後，行醫至今已有數十年，當年謝醫師的那句話，如今看來果然有深意。現今西醫的藥物治療，主要功能多在於降低痛感、緩和發炎、改善咳嗽、抑制腸痙攣、幫助鎮靜，或是控制焦慮等，特別是對治高血壓、高血糖、高血脂、腫瘤血管增生等慢性疾病時，使用藥物的意義，控制病情或數字遠大於治療疾病。

許多慢性病症，在投以藥物後，短時間內也許可以讓症狀減輕、惡化速度變慢，但表面病徵就算緩和甚至解除，也不代表疾病已經治癒，所以許多慢性病人需要終身服藥，例如常見的高血壓、高血糖、高血脂等三高問題，藥物往往只是透過阻斷身體內部血壓、血糖、血脂的荷爾蒙與代謝路徑來達到降低血壓、血糖或血脂的結果，卻無法根治，一旦停藥，血壓、血糖或血脂很快就跟著升高。此外，大多數藥物持續使用一段時間後，效果往往會大幅降低，必須提高劑量或是換藥才行。但大多數健康的人，如果偶爾感冒或輕微擦傷、燙傷，就算不使用任何藥物，過一陣子都可以自動痊癒。

這究竟是為什麼呢？

其實是導致疾病的根本因素並未消除，依然持續對身體產生負面影響，加上身體對於藥物的控制或阻斷作用，在經過一段時間之後，就會產生替代或代償反應，使得藥物效用漸失。事實上絕大多數的疑難雜症，背後往往有著促使疾病發生的因素，只要找到這個因素加以對治，就算是需要依靠藥物長期控制的疾病，也有完全治癒的可能，可以不必再仰賴藥物來維持身體正常運作。

人體好比是一部極度精密的儀器，有高度演化的大腦所產生的心念力量，更有卓越的身體「自癒力」。

一個人的身體健康取決於每日損傷與修復之間的平衡，如何減少導致身體損傷的因素，同時提升身體修復的能力，就是最基本也最重要的健康觀念。

即使身體細胞有其使用年限，日常生活也不可避免的會造成損傷，但只要身體修復的速度優於損傷的速度，人體就能維持平衡，確保健康。即使過了三十歲的身體健康高峰期，人體自我修復能力開始逐漸退步，但只要能控制好身體每日損傷與修復之間的平衡，就可以延緩身體衰敗老化的速度，盡可能延長健康人生。

疾病的物質層面與能量層面

人類眼睛的能見度，只限於整個電磁波頻譜中一小部分狹窄的可見光範圍，在這個範圍內所能看到的固體、液體、氣體等結構，都是由不同波動頻率能量產生的次原子粒子所構成，也就是人眼足以辨識的物質層面，但在這個層面之外，還有許多其他能量存在，像是微波、紅外線、紫外線、伽瑪射線等電磁波，只是單靠人類視力無法看見。

人類的大腦與整個神經系統，都是靠電流來傳遞能量訊息，雖然我們看不見電流，但就好像電流可以讓燈泡發光，即使人眼無法看得見，我們還是知道電流確實存在。一個物體因為溫度、溼度等種種環境因素，會在固態、液態、氣態之間不斷轉換。如果我們把身體放大百萬甚至千萬倍的話，就會看到組成身體的粒子與粒子之間有著縫隙與距離，而這些距離因為粒子間的作用力，導致多數物質無法穿透，或只能依循特定路徑流動，讓我們產生身體是成形固體的錯覺，但其實這只是以人的視覺感官為衡量標準，所定義出來的物質概念。

事實上，無論是人類體內的能量，或是外在環境的能量，都能夠穿過粒子與粒子之間的縫隙自由流動，也就是說人體內和人體外的能量，彼此之間是一種相互影響的動態存在。人體物質結構的變化，始於身體細胞的改變，這也是腫瘤形成的開端。這時如果透過病理檢驗或顯微鏡觀察細胞變化的樣態，可以看到負責細胞核分裂，或是不斷複製的染色體等基因結構，開始產生改變，也許是持續複製的訊息開關一再重複開啟，或是中止複製的訊息開關被強制關閉，種種異常反應會讓細胞分裂不斷複製，導致最後形成腫瘤。

但無論是細胞的複製基因開關被不斷重複開啟，或是無法正常關閉，其實都是結果而非原因。腫瘤形成的源頭，追根究柢還是回歸細胞本身的環境能量，以及包括大腦心念與情緒能量、大腦與身體連結的神經通路等能量，究竟傳遞什麼訊息與指令給人體的組織與細胞。

致病，是人體內在失衡的累積

身體功能出問題，不等於身體結構異常

現今的醫療儀器無法得知器官與組織的「能量」或「微細功能」是否正在發生變化，醫療檢查通常是以器官是否出現「看得到」的異常狀態加以判斷。

如果影像檢查並無看得到的異常，醫師往往就只能透過患者身體不適的症狀來研判患者是否生病。舉例來說，經由胃鏡檢查或大腸鏡檢查，可以看到腸胃道（胃、大腸、十二指腸）是否出現發炎、潰瘍、瘜肉或腫瘤等結構上的異常病灶。少數個案如果不適症狀久久未癒，醫師經由腸胃道功能檢查或連續攝影，可以看到腸胃道是否有蠕動過於激烈，或是痙攣收縮等功能異常，進而以此做為受檢者是否罹患相關疾病的判準。

問題在於，物質層面的檢查看見的只是物質層面的失衡，但身體不適是組織與器官出現結構或功能的改變所帶來的「結果」，卻無法由此得知結構或功能改變背後的「原因」。

很多人都有過類似的經驗，可能因為頭、頸、胸、肩膀、腰、腹或背部等部位，經常性疼痛或緊繃不適，對日常生活帶來相當程度的影響，只好前去就醫。在醫生安排電腦斷層、

X光掃描或胃鏡、腸鏡、超音波、心電圖等各種儀器檢查後，檢查報告卻看不出器官結構有何異常，這時醫生通常會告訴病人，「檢查結果沒有異常，再觀察追蹤看看」。

如果病人已經看了很多醫生，接受各種檢查，卻遲遲找不出病因，症狀也一直沒有改善，醫生還可能建議患者轉診到身心科，進行精神與情緒評估處置。當然，也有患者的確在檢查後發現異常狀態，但是後續包括服藥、開刀等醫療處置後，症狀依然存在，甚至變本加厲者也不在少數。

最常見的例子，就是幾乎每個人或多或少都曾有過的頭痛經驗。很多人長期飽受頭痛之苦，這些病人常常會擔心自己是不是腦袋裡長了什麼東西，不然怎麼會長時間為頭痛所擾。如果長期頭痛是因為腫塊、腫瘤、出血、血管阻塞導致組織壞死等因素，那麼在頭部影像的檢查中，應該會看到結構異常的證據，但臨床經驗來看，一百位有慢性頭痛問題的病人，如果每個人接受「頭部電腦斷層檢查」，大約有九十位以上的影像檢查結果，看起來正常或無明顯異常。由此可知，身體的不適或疼痛，就醫檢查的結果，經常只能得知「功能」出了問題，因為影像檢查看不到「結構」有明顯的異常，醫師根據臨床症狀判斷，通常會推測是肌肉緊繃或血管不穩定所造成的慢性頭痛。

我們的診間也常有慢性頭痛的病人，每個人背後的原因都不太一樣，有不少是被生氣的能量卡住，只要當場加以疏導，患者頭痛的症狀當下就會不藥而癒，但如果病人的病因屬於持續發作的情況，例如：動不動就生伴侶的氣、老是看對方不順眼，這樣的病人我們會給他們功課，建議他們如何跟伴侶相處溝通，病人如果好好的練習，頭痛往往不會再犯，即使偶爾稍有不適，也能很快改善或痊癒。

包括頭部、頸部、肩膀、背部、腰部等位置的肌肉繃緊、胃痙攣所造成的身體不適，多數影像檢查無異常的個案，都是「功能」出了問題，若深究這些問題的源頭，經常會發現跟個人心念與情緒的糾結有關，如果要根治這些問題，就必須解開背後糾結的心念與情緒。

比較棘手的情況，其實是少數病人透過儀器影像檢查後，發現身體器官有了「結構」的變化，這時醫生很可能會判定身體不適就是肇因於該器官的結構變化，所以會建議病人接受手術治療。問題是這個結構變化，有時候與病人的不舒服或臨床症狀未必有直接連結，即使接受手術治療，身體的不適也得不到緩解。

診間很常看到的例子，是中老年人的頸部或腰部疼痛問題，通常有這些症狀的病人在接受疼痛部位的X光、電腦斷層或是磁振造影檢查後，會看到頸椎、腰椎的位置出現骨刺，或是椎間盤退化凸出的現象，但是，這些結構變化，不一定就是導致疼痛的原因。

事實上，從脊髓到身體的神經根，如果因受到壓迫而產生痛感，那麼疼痛部位應該只限縮在特定的神經根分布路徑上，不會蔓延或擴張到整個肩、頸、背部或腰部。雖然神經受到壓迫時，可以誘發局部肌肉的緊繃，以產生急性保護反應，減少姿勢與重量負荷所造成的神經刺激，但多數肩、頸、臂膀、背部或腰部的疼痛，往往正是因為局部肌肉長期繃緊的關係，疼痛與檢視影像中所見的骨刺或椎間盤結構變化，只是長期肌肉緊繃與不當姿勢所造成的結果。因此若想改善或緩解症狀，甚至逆轉結構的變化，就要找到導致肌肉緊繃的背後原因，一旦能夠消除緊繃，疼痛感就得以快速甚至瞬間消失，而身體結構的變化，也能在心念翻轉後趨於穩定，漸漸改善，這樣的真實案例不時會在我們的診間上演。

無論推動疾病的背後能量動力因素為何，身體變化的因果關係，都是組織器官功能受到長期持續的傷害或更進一步的損傷，細胞結構才會開始改變，等到數十萬、數百萬個細胞都產生病變了，才會在最精密的醫療儀器檢視下，看到器官的結構異常變化。

當我們感覺身體不適，但影像檢查的結果卻呈現正常，原因很可能是當今醫療儀器多數仍限於靜態的結構掃描，只能看出是否已經有組織壞死、出血、血管阻塞的破壞，或是出現椎間盤凸出、脊椎滑脫移位的現象，或是因為發炎導致滲出液增加、積水、骨刺、腫瘤等新生異常結構問題，但對於肌肉緊繃程度的改變、胃腸道蠕動的動態變化，或血管搏動與疼痛之間的關聯等造成身體不適的機轉，因為無法辨識結構變化的動態過程，所以只能倒因為果的把功能性問題視為身體不適的根源。

真實案例　嚴重背痛，是以為你從不支持我

雪芽和書樵夫妻倆一起來到診間，雪芽一臉哀愁的說自己這幾年背痛得很厲害，雖然持續看中醫針灸推拿，但診療後要不了多久就又痛起來。雪芽認為應該是幾年前的那場車禍所留下的後遺症，才會讓她的背痛這麼嚴重。

我看了雪芽的能量場，發現她有好多的不安，而且不安的層面還不只一個，除了先生和孩子之外，還有一部分是金錢所引起的不安。

「你為什麼總是盯著老三呢？他不喜歡一直被管，也不喜歡你總黏著他，但是你把所有的注意力都放在他身上，所以你一靠近，他就想逃避，如果可以多給他一點自由，他才不會一直背對著你，會比較願意跟你親近。」我告訴雪芽。

「我是因為關心他，當初他出生還沒滿週歲，就有嚴重的異位性皮膚炎，整個屁股的皮膚都爛到流膿，真的很可怕。」雪芽的表情糾結，一臉不忍。

「小孩子如果有皮膚的問題，通常跟媽媽或是照顧者的情緒很有關係。」

「這個概念我懂，但卻不知道可以如何化解。」雪芽顯得很苦惱。

「你要處理的是自己的情緒，而不是去處理孩子，孩子只是把家裡的問題反映出來而已。你們夫妻的內心都看不到彼此，你也看不到老大，只看到老二一點點，幾乎所有注意力都放在老三身上，而你先生雖然比較能看得到老大，但多數心思也都不在家人身上。你的心裡只有孩子，根本無視你先生。」我對雪芽說。

「我家的氣氛的確很冷，就像是一個冰庫，不過最近有稍微好一些。身為家庭主婦，我得一個人扛起家裡的所有工作，根本沒有任何支援，先生的工作很忙，甚至不時三更半夜還要出門工作。」

「你要主動求援、找幫手，不要認為家庭主婦就得扛起家裡的所有工作，要給自己留點喘息的空間，一個禮拜至少讓自己休息幾個小時，可以找保母、拜託父母或朋友幫忙帶孩子，或是去認識家中有同齡孩子的媽媽，互相支持、偶爾換手、輪流休息。上班族還有下班時間，身為全職媽媽，卻逼自己二十四小時待命，這樣不抓狂也很難。」我跟雪芽說。

「我先生和我對教養的想法不太一樣，以前跟公婆同住時，累積了很多不愉快，沒住在一起之後就好了很多。」

「你的情緒類型屬於感受型，先生是邏輯型，這兩型人經常會互相吸引，但因為彼此對事情的反應、觀點和做法很不一樣，所以相處時很容易產生誤解。感受型人體貼、善解人意，很能為他人著想，但容易過度擔心別人而忽略自己的需求，習慣性配合他人，事後又常會心生委屈，埋怨別人怎麼都只顧自己。但邏輯型人根本不會知道你有什麼需求。」

「是的，我的確常莫名其妙，不懂為什麼她又不開心了。」一旁的書樵覺得自己很無辜。

「因為太太覺得你不體貼，沒有為她著想，也不知道她要什麼。因為她很容易感知別人的需要，所以認為別人也應該知道她需要什麼。但邏輯型人擅長用頭腦思考，卻很難感知他人的需求，尤其是當有壓力時，連去同理他人的感受都不容易。」我對書樵說。

接著我對雪芽說：「也許你會知道先生要什麼，但先生並不像你能懂得他人的需求。邏輯型人的優點在於只要他人好好表達需求，他們都會盡量配合，前提是你得要主動告知。邏輯型人很有條理，喜歡按部就班，內心也很善良。但感受型人比較散漫，習慣天馬行空，喜歡憑直覺做事，這對邏輯型人來說是行不通的，他們凡事都會事先規劃，很受不了程序被打亂，他不喜歡即興，也比較沒有彈性。」

書樵像是找到知音，猛點頭的說：「今天要來看診，我覺得時間不確定，想說開車比較方便有彈性，可是雪芽怕我長途開車太累，又怕孩子坐車坐太久會受不了，一直要搭高鐵，我們還為了這個事情有點不愉快。」

「公說公有理，婆說婆有理。邏輯型人的確會比較固執，會堅持自己是對的。」

「可是我覺得有被控制的感覺。」雪芽有點不開心。

「先生的好處是可以讓你覺得安定、穩定，而你的溫暖、善解人意，可以帶給先生很多情趣還有意外驚喜，這是最初你們互相吸引的原因，卻也是最容易受不了對方的地方。一般我們不會愛上跟自己很像的人，因為那只會讓我們覺得無聊又無趣，但既然愛上跟自己不一樣的人，就要去理解彼此的不同，用對方可以感受到愛的方式去回應。邏輯型人一向用頭腦想事情，容易忽略身體的感受，需要獨處好讓自己冷靜下來；但是感受型人剛好相反，吵架時如果對方離開現場，就會覺得自己被拋棄、不被疼惜。所以你們以後吵架時，比較好的方式是太太先給先生時間和空間冷靜，而先生冷靜下來後，記得回來跟太太連結。太太是誤以為先生一直在推開她，所以才那麼不安、傷心和無助，只要先生常常抱抱太太，多跟她說說話，她就不會一直有情緒，這樣你們就會是穩定又相愛的夫妻，父母穩定，孩子自然可以感到安定溫暖。」

「我自己帶小孩時，孩子都很好帶，也比較安定，但只要太太帶孩子，小孩就會跟她吵。」書樵說。

「因為你是講理的，孩子知道說不過你，但媽媽不是這樣，感受型人很容易被情緒勒索，所以孩子知道吵鬧賴皮的話，媽媽很容易心軟投降。雖然如此，孩子也不能都讓爸爸來帶，不然孩子可能會缺少同理心，比較沒有天馬行空的創意，這些都是未來很重要的軟實力，但由於感受型人很難拒絕他人，這時就可以請爸爸出馬。其實你們夫妻是很好的互補，只要記得同理彼此就好，千萬不要讓孩子見縫插針，否則會養出沒有原則的孩子。至於如何教導孩子要有原則，可以參考《怎麼說，孩子會聽 vs. 如何聽，孩子願意說》這本書，幫助培養孩子成為一個有原則的人。」

無論是穩定理性或是懂得同理和愛，這些不同的特質，孩子都很需要，所以父母在教養時一定要讓孩子懂得尊重媽媽，也要尊重爸爸，如果今天爸爸和媽媽都能尊重另一方的教導，孩子就會尊重父母雙方。

其實書樵和雪芽兩個人的背部不適，都肇因於不安全感，由於彼此是那麼的不同，又不懂互動支持，所以會覺得沒有依靠，背部就無力。

我請雪芽對書樵說：「親愛的老公，謝謝你對我的支持和愛，謝謝你為家庭的付出，我願意開始學習表達我的需求，而不是期待你會知道，需要什麼我會告訴你，我會給你時間和空間，也會尊重你對孩子的教導，你是一個好爸爸、好先生，謝謝你。」

接著，我也請書樵對雪芽說：「親愛的老婆，謝謝你對我的愛、溫柔和支持，真的很抱歉以前不瞭解你，讓你覺得被冷落、沒有感到被愛，對不起，你是好媽媽，也是好太太，我很在乎你，也會尊重你、支持你。」

夫妻倆給彼此一個很大的擁抱後，我問他們：「你們的背是不是感覺鬆開了？」

「嗯，鬆開了，不痛了。」兩人異口同聲的說。

每個人都需要支持，只要感覺被支持，肩背就會挺得直，人自然會穩定，小孩也會跟著安定下來。

疾病如冰山浮出一角

疾病或症狀的產生，就好像我們所見到的冰山一樣，浮出水面的體積永遠只是冰山的一小部分，水面下沒看到的巨大冰山，才是導致疾病的原因，早在症狀出現之前就已經存在並運作多時。

從心念或情緒的早期能量浮動，到細胞層次的功能不穩定，產生改變，接著造成器官整體的功能變化，或導致細胞結構開始發生質變，甚至形成腫瘤，我們認為這可以稱為「疾病的靈心身冰山理論」。

要對治疾病，如果只針對浮出水面的症狀投藥控制，或進行手術切割，或許會有部分成效，但是真正要根治各種慢性病或長期症狀，乃至於避免腫瘤的一再復發，就需要看到水面下的「靈性、心理、生理」彼此之間盤根錯節的相互作用，才能有效加以對治。

探究能量動力的源頭，往往會發現疾病的機轉與產生，通常是先從原本「正常平衡狀態被破壞」開始。

個人因為發生與靈性關係課題相關的心念浮動糾結，使得心理層面累積了強烈的情緒能量，讓情緒變得過於亢奮或過於壓抑，進而使細胞的功能或結構改變，導致身體系統失衡、組織器官損傷，最後引發疾病及相應的各種緊繃、疼痛，甚至產生腫瘤等症狀。

由此可知，疾病的演變過程通常是在關係課題上，出現情緒能量的不穩定或糾結，持續一段時日後，器官功能與結構才會出現異常。也就是個人與自我、父母、伴侶（前伴侶）、孩子、朋友、同儕、主管、同事，或是曾經傷害自己，以及自己曾經傷害過的人之間的關係，引發了心念浮動或受阻，這些情緒糾結會導致身體神經系統、免疫系統、內分泌系統等的失衡及組織器官損傷，使得細胞與器官功能發生結構改變，最後產生疾病與相應的症狀，這也是所謂「靈性層面」的範圍。

左頁圖是「疾病的靈心身冰山理論」，可從圖中看出疾病發生的過程。

圖中水平面上所呈現的包括疼痛、慢性疾病或惡性腫瘤等等，都是我們所見所知、具體而確切的問題，但水平面下方，更深層、更巨大的各種問題與發展，往往才是導致疾病的根源所在。

圖中水平面下所揭示的，即是冰山底部（潛意識）的「靈性」關係能量與「心」的感官訊息能量運作。

如圖所示，靈、心、身三者往往是彼此交錯，互相影響，從靈性關係課題引起心念與情緒浮動，緊接著導致身體反應的過程，是常見的能量流動方向。

當自我的狀態、跟他人的關係出現問題，往往會產生心念浮動與情緒糾結，進而造成身體的神經、內分泌或免疫系統失衡，常見的症狀就是莫名的緊繃、疼

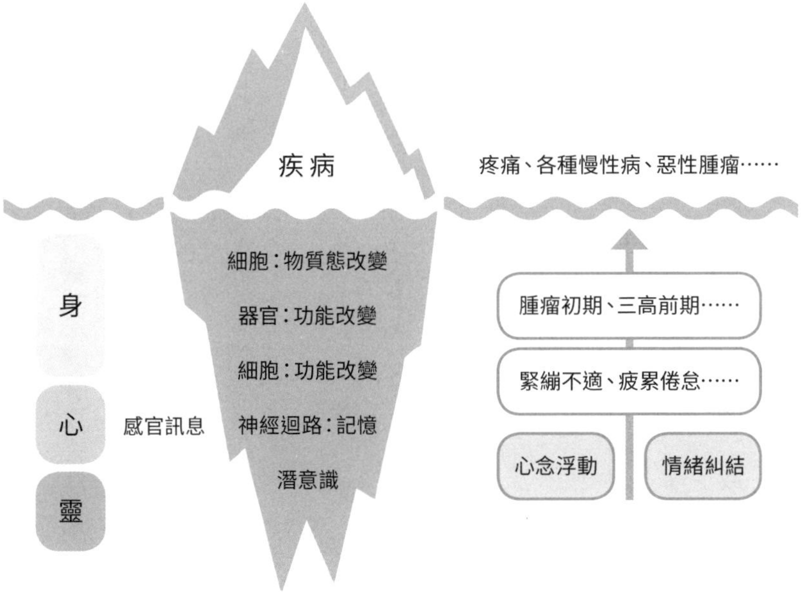

圖2　疾病的靈心身冰山理論

痛、不舒服。

初期可能是細胞與器官功能改變，例如短暫的肌肉緊繃、咽喉異物感、腸胃道功能不穩定，或是長期持續的身體疲累，此時多數人往往不太在意，但情緒糾結讓身體承載的壓力一旦持續過久，就會破壞身體的平衡，使得器官、系統的功能無法穩定，這時身體的物質結構與器官細胞就會開始發生變化，產生慢性發炎、皮膚問題，出現良性或惡性腫瘤，最終落實成各種疾病。

由於身體系統的失衡與疾病的產生順序，多數是「靈」到「心」再到「身」的發展過程，因此如果想要逆轉已經出現的疾病，就要從調整卡住的心念想法，釋放糾結的情緒能量著手。

人生的種種課題不外乎與自我和他人之間，以及人與生命、環境生態之間的緊密關係。一個人的心念愈平和，與他人或這個世界的關係就愈和諧，身體自然也會愈穩定，具有愈好的修復療癒能力。

若我們的大腦與身體處於正常平衡狀態，心念穩定且身體能量流動順暢，就不太會有病痛，這時身體的代謝與耗損呈和緩狀態，身體的修復與再生能力得以發揮良好作用。

但倘若我們在與周遭人事物互動時，產生過多感受、想法與念頭，或是對某些人或事特別在乎，這些感受、想法與念頭就會啟動大腦邊緣系統的情緒反應，連帶讓人對自我產生各種苛責或批判的心情。

留意身體給予的警訊

大腦與身體之間由綿密的神經網路所連結，當身體的調控系統發生失衡現象，就會造成組織器官損傷，導致生病，影響健康。既然組織器官的結構改變，未必與我們感受到身體功能出現的問題有直接關聯，那麼，出現什麼症狀時，我們才要擔心可能是身體的細胞或器官結構出了問題呢？

首先是短期內發生，並且有明顯加劇或範圍擴大的現象，例如近期出現特定某一側的頭痛或單一部位的腹痛，症狀持續發生，且痛感持續加劇。再者，若有合併其他部位的症狀發生，如劇烈頭痛總是在清晨惡化，甚至合併嘔吐、視力模糊或嗜睡等問題；或者急性腹痛合併發燒或下肢無力等綜合症狀。一旦短期內出現，病徵強烈，且伴隨複合性症狀時，就可能是身體的結構發生變化，應盡速就醫。

人體與生俱來有著強大的自癒力，只要能找出導致疾病的糾結心念，再難治的疾病也可能痊癒。但不可諱言，診間還是會遇到很難釋放情緒或轉動心念的個案，即便比例並不高

（頂多百分之五到十）。

這些少數個案，不外乎下列幾種情況：

1 精神與身體嚴重分離。

2 同時服用多種鎮靜或精神疾病藥物。

3 極度頑固，被頭腦裡的想法所困。

4 受惠於生病所帶來的好處，而不願意真正痊癒去調整自己的人。

5 受家人所迫前來看診，但完全不認同，也拒絕瞭解心念和能量概念的患者。

要讓這些病人去面對自己深層的心念或情緒糾結極為困難，更別說要進一步調整與轉動糾結已久的心念，通常在自己真正願意做出改變之前，他人很難幫上忙。

期待每個人都立即做出改變不太可能，要調整疾病背後的成因和動力，往往需要花上一段時間；畢竟生命的成長並非一蹴可幾，有些功課就是得花時間慢慢學習。

不過，要特別提醒的是，有特殊情況的少數病人，仍然必須先接受中西醫診治，尤其是出現緊急狀況或生命徵象不穩定的病人，須待緊急狀況解除、生命徵象恢復穩定，再加以調整心念，提升自癒力。

病患如有急性生命徵象變動情形，如血壓超高或超低、血糖太低、呼吸困難、意識障礙等，必須緊急送醫處置，讓病患的生命徵象得到控制，穩定下來。

下列幾個常見的急性病徵，可能代表嚴重的身體疾病，不容忽視，宜盡速至中大型醫院急診尋求協助：

1 急性意識障礙：突然發生昏迷、嗜睡、精神混亂或胡言亂語，這時大腦可能出現腦炎、腦膜炎、腦幹出血性中風或急性大範圍腦梗塞等急性病症，也可能是嚴重低血糖、低血壓、藥物影響等問題，這時應盡速將病患送至中大型醫院急診室檢查與治療。

2 突發急性激烈疼痛：病人發生急性劇烈頭痛、胸痛、腹痛、背痛、呼吸困難，特別是過去未曾有過類似病徵時，應該盡速將患者送至醫院急診室，確認是否有頭部血管瘤破裂引起蛛網膜下腔出血、急性出血性腦中風、急性心肌梗塞、胸主動脈剝離、腹主動脈剝離、腸梗塞、脊椎壓迫性骨折或急性神經壓迫等急性器官疾病。

3 急性高燒：若患者出現急性發燒症狀，有可能被微生物感染，或免疫系統相關疾病所致，需進一步判斷微生物的類別以及身體受到侵犯的器官與部位。多數人若出現急性感染的問題，如急性上呼吸道感染、咽喉炎、流行性感冒，在身體免疫系統穩定的前提下，身體會自然痊癒，但是若病人本身就有高血壓、糖尿病、心血管疾病、慢性腎臟病等慢性病，或是特別年長與年幼的患者，萬一受到感染後，身體產生劇烈反應，可能有較高機率引起肺炎、敗血症等危及生命的併發症，千萬不可輕忽。

4 其他：某些可能損及身體器官結構或功能的急性病症出現時，如慢性病的急性發作，或是手術後併發症、急性視力模糊、視野缺損、急性聽力障礙等問題發生時，亦需盡速就醫。

即使是急性病症，背後也都存在某個糾結心念或情緒所形成的致病原動力，但要做到能夠覺察每個當下身心的狀況，對絕大多數人而言都很不容易，何況是急性病症患者，因此當下必須先確保患者生命安全。

心念的覺察練習與糾結情緒的釋放，對於急性疾病的逆轉與痊癒也一樣重要，但必須先緩解當下可能致命的急性症狀後，後續再進行心念覺察與糾結情緒釋放，以減少疾病復發並加速痊癒。

當然，如果平常就懂得做好心念覺察和釋放糾結的情緒，就能減少遇到這些急重症問題發生的機率。

維持身體健康，不外乎維持身體外在與內在兩個環境的平衡與能量流動，即使生了病，如果能降低身體損傷的因素，同時提升人體的自癒力，達到能量層面的平衡與能量場域的穩定，就有可能逆轉疾病，找回健康。

健康不外乎靈性、心理、身體三個面向的平衡，最根本的方法就是由覺察自己的「心念」做起，簡而言之，就是「修心」。修心是一門很大的學問，在佛教、道教、基督教等各個不同宗教，都有提倡修心的觀念，這也是個人與自我、家人及所有生命相處的過程中，內在的學習與成長過程。

「修心」的基本方向與目標，是帶著愛、慈悲與平和，去對待自己與所有生命體，在一個人數十年的生命旅程中，要達到並不容易，但是，只要能持續修練，感恩的心、愛與慈悲都會慢慢升起，心情也會更加平和。

治病，是身心靈平衡的練習

大腦與身體的絕大多數部位都有著密集的神經網路串連，一旦大腦有訊號升起，就會有程度不一的神經訊號與身體相應的部分產生連結，例如：當我們想到檸檬、酸梅時，神經訊息便會廣泛的與大腦記憶資料庫中，過去接觸酸梅或檸檬的經驗連結，這時口腔會不自主的分泌口水，但如果一個人從未吃過酸梅或檸檬，不知道滋味如何，身體就不會出現口水分泌的反應。

我們可以試著有意識的去覺受每一個念頭升起時，能量流動的路徑，如何經由神經傳達連結到身體的哪個部位，而大腦內部在念頭升起時的訊號連結，又會帶來什麼反應。只要仔細觀察體驗就可以明確的發現，所有升起的念頭，都會跟過去學習的記憶與經驗產生串連，同時也會和身體的不同部位有所連結。

以「我要喝水」這個念頭為例，能夠觀察到細微能量的人，當內心升起「我」這個念頭時，便會產生神經訊息，開始與大腦記憶資料庫中所有「我」相關的訊息廣泛連結，與此同時，另一個更強烈的神經訊息則是以電流的方式，連結到身體的不同部位，類似短跑選手蹲在起跑線前，等待鳴槍時的感覺，這時會明顯感覺雙手前側、軀幹、大腿以及腳部，都有電流能量串連，接著當念頭來到「要」的時候，雙手與手臂的連動訊息感覺將更為明顯，再來當「喝」的念頭出現時，就會連結到咽喉、頭部與頸部飲入液體時的動作感受，最後「水」的念頭升起，屬於較為靜態、單一的概念，當下喉嚨可能會有乾渴的感覺。

從這個簡單的測試，就可以明顯的看到，即使只有短短幾個字的念頭升起，也會引起大腦內部的各種神經訊號傳遞，因此一個人的雜念愈少、心念愈平和，就愈能覺察這些細微的能量訊息，也能善用這些心念的能量來進行療癒。

從能量層面理解身體

人體是能量匯聚所產生的形體，其物質層面與能量層面同時存在。然而，我們總是很容易只留意到物質面的身體結構是否出了問題，卻沒有去尋找早在結構出問題前就已經有所變化的能量層面，使我們很多時候無法找出身體疾病發生的根本原因。

若以河流來比喻身體的能量流動，那麼身體能量的堵塞，就像是河流上游有許多垃圾流入河中，久而久之導致河床淤塞。

最明顯的例子就是當我們身處壓力中或情緒起伏大的時候，身體就會自然緊繃，如果繃緊的時間太久，或緊繃的強度太大，就容易引起疼痛。

從「能量層面」來瞭解疾病發生的歷程，最初往往是從「心念浮動」開始。當我們有壓力，就會感到緊張，連帶產生焦慮、擔心、害怕等情緒波動，這是身體肌肉接收到大腦神經訊號後，自行刺激肌肉收縮與繃緊，以處在防衛或備戰的狀態下，也就是常見的「抗壓」反應。

肌肉緊繃的過程代表著人體器官功能已經出現變化，一旦肌肉緊繃得太厲害，就可能產生痛感，但當下肌肉還只是過度緊繃，尚未達到破壞結構的程度，這時就算進行影像儀器檢查，也會診斷為正常。

身體能量的淤塞、肌肉的緊繃，都有其背後原因，糾結的情緒能量則是最常見的因素。人的情緒、想法、感受與各種關係所帶來的壓力，會造成心念浮動，進而帶動神經系統能量與身體特定部位的連結，加上不同的心念可能觸動不同的壓力荷爾蒙、內分泌系統或免疫系統的活性，使得身體時時處於或高或低的備戰狀態，因此疾病的發生，往往與個人心念浮動或是情緒糾結脫不了關係。

輕度的糾結能量，會引發身體局部反應，如肌肉緊繃導致頭痛或肩頸僵硬；筋膜拉扯產生痠痛；血管搏動誘發偏頭痛、心跳或血壓不穩定；胃腸器官激烈收縮引起胃痛、腹痛、胃痙攣；或是子宮激烈收縮造成經痛、下腹悶脹等各種身體反應。能量糾結的情況若持續惡化，就會使得能量淤塞，無法流動，這時大腦會啟動清淤的指令，動員身體將免疫部隊集中在淤塞部位，結果就是身體出現局部紅腫熱痛，或是充血等慢性發炎反應。

臨床經驗發現，恐懼緊張害怕的情緒，會讓我們的身體緊繃收縮，導致能量無法流動，身體容易發冷、怕冷，一旦患者的情緒得到釋放，就會覺得身體跟著暖起來。至於生氣的能量，則帶著「火」，容易產生發炎反應，例如冒痘痘或感到各種疼痛，一旦把怒氣釋放掉，通常可以看到紅腫熱痛當下就消滅許多。

心念的浮動與情緒糾結，造成身體系統失衡，不僅損傷組織器官，就連大腦的思考能力也會受到影響；如果體內流竄的能量不穩定，就會連帶使器官的能量供應不穩定，包括削弱代謝廢棄物的排泄功能等。若任由心念與情緒不斷影響身體、不適症狀陸續出現，很可能接著就會變成疾病。

養生、養身與養心

我們一般說的養生與養身，是從身體物質層面的養護來談的。

「養生」與環境中的許多元素，包括陽光、空氣、飲食、運動到體重控制等因素密不可分。由於物質的結構更新、細胞的替換與修復，都是從環境中攝取營養，經由消化吸收才能合成身體所需的成分，因此身體本質的照顧與養護，便是養生。

「養身」則是不過度損耗身體，讓身體獲得足夠睡眠與休息，並且留意各種活動或運動的安全，避免意外傷害的發生。年長者或受傷風險較高的人，更要注重養身。

我們所謂的「養心」，則是從能量層面來預防身體疾病。

心念運作以及情緒反應，是身體組織、器官功能與結構改變最重要的兩大影響力。帶有強烈情緒的記憶事件，以及對於人事物的心念反應，是影響心念的兩大元素。養心就是學習如何讓心念平和穩定，減少情緒起伏，這也是所有人終身都要學習的功課。

記憶中帶著強烈情緒的事件，很容易讓人被困住，就算事件早已過去，但情緒的糾結不時會在某些情境下重新浮現，讓我們一再進入某些故事情節裡，久久無法釋懷。如何處理各種強烈的情緒創傷，可以參考許瑞云醫師的《走出傷痛　破繭重生》一書。

而心念反應往往是啟動情緒反應的原動力，對於周遭的人事物，我們會產生各種想法、念頭，而一旦想法或念頭出現，就容易連結到過去某個事件的情境或記憶，特別是愈在乎的人事物，心念反應就愈大，就愈容易受傷，也可能突然就啟動「戰或逃」的生存本能，導致情緒反應格外激烈。

當一個人愈有智慧，心念就會愈平和，情緒反應與糾結的程度自然也會愈輕微。想要做到預防疾病發生，也就是東方醫學強調的「治未病」，除了養生、養身，最好也能夠做到從能量層面加以調整，好好養心。

PART

II

療癒，在心念中修復

4 心理創傷

醫療上常將「心理創傷」認定為個人遭逢生命中重大事件或衝擊後，該事件對個人心理層面持續產生影響的過程。例如所謂「創傷後壓力症候群」，指的就是個人在重大壓力事件發生之後，導致的不安、逃避、失眠、身體不適、情緒不穩，甚至嚴重到影響日常生活功能的異常狀態。

在多年的臨床經驗下，我們發現無論事件大小，即使是再細微的心理創傷，就算看似微不足道、根本算不上是什麼重大事件，只要曾經發生或經歷，就可能會對我們的心理、靈性以及身體健康產生影響。

這些看似短暫或微小的心理糾結，當我們再次碰觸到相關記憶或情境，內心若是出現悸動、胸悶、不安等情緒浮動，就代表這股情緒能量仍然在我們身體內部運作，如果放任這些心結不斷累積，很可能會成為誘發疾病的動力，特別是那些讓情緒愈糾結、愈難釋懷的心結，激化疾病的力道往往愈強。

看見糾結與傷痛

每個人從小到大的成長過程中，特別是二十歲之前，許多看起來沒什麼顯著性的微小心理創傷，對個人累加的威力往往不容小覷，深究一個人的價值觀與性格脾氣是如何形塑而成，經常可以溯及小時候的經驗與感受。

多數人都很重視身體的病痛或確診的疾病，卻常常忽視焦慮、失眠或內在感受，這是因為不理解絕大多數疾病的推動力往往跟某些情緒記憶有所連結。當我們生病就醫時，接受醫療的方式不外乎給予止痛、鎮靜、助眠等藥物來減輕症狀，或是透過侵入性做法，將被視為異常或多餘的身體病灶予以切除剝離，如甲狀腺結節、良性皮下脂肪瘤、大腸瘜肉、各種腫瘤等病徵，經常以手術切除處理。

透過藥物或手術來治病，短期內症狀的確會得到緩和，但往往在停藥或切除異常結構一段時間後，同樣的問題可能再度出現，原因是導致疾病背後的真正根源仍然存在，依舊持續發生作用，治標不治本的做法，自然很容易一再復發。

當我們心裡感覺受傷時，第一個反應常常是退縮，但同時也會有許多想法在腦中升起。有些人可能會感覺胸前心臟部位像是被刀割過，也有些人會覺得整個胸部緊繃、全身無力，甚至難過得想哭，緊接著可能會有生氣、質疑、被冒犯、不被認同的感受跑出來。

通常愈是糾結、愈是在乎的關係，我們就愈是容易因為對方的一句話或一個舉動而受傷，但並不是光靠一句話或一個舉動，就足以牽動那麼多複雜的情緒、想法以及身體反應，其實是因為那句話或那個舉動，喚醒了深植在我們大腦中過去經歷過的經驗或課題。

如果有個朋友做了一件讓我們感覺被背叛、被扯後腿的事，我們很可能會產生強烈的情緒反應，久久難以釋懷，而這麼激烈的情緒起伏，背後原因可能是心愛的伴侶曾經劈腿，在我們的大腦裡留下深長的創傷刻痕，所以無論過了多久，只要一碰觸到背叛的議題，就會讓我們心痛不已。

事實上，所有的「記憶」都是早已過去、不復存在的「故事」，只是因為這些故事常連結著悲傷、內疚或生氣等情緒，所以縱使事情早就結束了，但這些情緒還是不斷在影響著我們和周遭人事物的互動，如同戴著一副有色的眼鏡，讓我們所見的世界失真。

釐清當下事實與過去情緒

如果不希望被記憶與情緒所困，首先要學習看清一個事實——所有的記憶都是自己過往經歷的事件，而困住我們的是事件發生時的「情緒反應」。一旦瞭解這個事實，我們就可以做出選擇，問自己：「剛剛發生什麼事？我聽到什麼？看到什麼？真的是這樣嗎？第一次有這樣的感受是什麼時候？」然後可以靜下心回想一下小時候是否有過類似的經歷，一旦看清楚，就比較不會一再產生同樣的情緒反應。

診療時，如果問病人是否還要繼續被過去事件所引起的情緒所困？願不願意選擇不同的反應？絕大多數病人都會選擇不再被過去的情緒所困，而當我們知道自己有選擇，不必停在過去的故事裡時，情緒反應就會跟著舒緩下來。

要把已經困住我們很久的情緒釋放掉，並不是一蹴可幾的，所以如果不時還是會受情緒浮動所擾，就讓自己學著接受情緒仍然存在的事實，並且允許自己將情緒釋放出來，想哭就哭、覺得生氣就生氣，不要告訴自己「沒有」或「不可以」。

教大家一個「EFT情緒能量敲打法」（請參閱連結影片），可以試著練習，來處理一直卡住的情緒。

心念練習11：EFT情緒能量敲打法

關於EFT情緒能量敲打法，可參考許瑞云醫師的示範與解說影片，請掃描QR code，或上網搜尋「EFT情緒能量敲打法」。

在一次或多次的情緒釋放後，就會發現因為某個特定事件所引起的情緒力道開始減弱，自己的心念與情緒可以漸漸不再被該事件所牽動，切記在釋放情緒時，一定要提醒自己：專注當下、回歸現在。

如果自己當下所能做出的選擇是「我無法釋懷，我就是要留在事件裡繼續難過、悲傷、生氣」，那也可以坦然的接受這是自己的選擇。即使如此，只要去思考和看清自己留在這個事件裡的原因，明白自己想透過這個情緒來表達什麼或獲得什麼，誠實的回應這些問題，就有機會更加瞭解自己，也更有機會走出困境。

關係課題與心靈成長

無論是每個人生命中最初建立的關係課題——父母關係，或是從小學習、成長乃至進入社會後必然有的同儕關係；又或是多數人生命下半場最重要的課題——伴侶關係，還是無論願意或不願意都可能傳承父母教養模式的親子關係，所有的關係課題都有開始的時刻，也必然有結束的時候。

就像生命的誕生與死亡，每一段關係都是相聚與分開的過程，而每一段關係也都會帶給我們不同的心念學習課題，同時留下各種情緒與感受記憶。

真實案例 **失戀的悲傷導致嚴重落髮**

屏薇是個漂亮的年輕女孩，去年卻開始不知原因的大量掉髮，這一年來父母帶著屏薇看遍中西醫，試過各種療法、偏方，卻絲毫不見好轉，不但頭髮掉得厲害，而且新髮還長不出來，屏薇正值愛漂亮的年紀，就算天氣熱得要命，出門時也非得戴上假髮不可，每天照鏡子看到自己稀疏的頭髮，屏薇就忍不住一直掉淚。

我看到屏薇的能量場有很多悲傷，問她發生了什麼事，她說因為疫情的關係，跟男友被迫相隔兩地，但遠距離戀愛談到後來，兩個人的心愈來愈疏離，最後男友有了新歡，屏薇只能黯然分手。失戀後屏薇非常痛苦，好像就是從那個時候開始出現掉髮問題。

知道原因後，我幫屏薇解開她卡住的心結。

三個月後屏薇捎來消息，說她的頭髮長回來了，看著自己久違的濃密頭髮，屏薇真的有重獲新生的感覺。

我們在診間處理過不少嚴重掉髮的問題，只要患者的頭皮毛囊還沒有完全萎縮，及時找出原因，在情緒得到紓解後，通常在看過一次門診後，多數患者的頭髮就可以很快的長回來。但是我們也遇過一個從國外回來的男孩子，來就診時整個頭皮的毛囊全部都已經壞死，即使後來協助他找到導致掉髮的情緒與心念，並且加以調整釋放，卻也來不及挽救，無法再讓頭髮復生。

每個人掉髮的原因不太一樣，這幾年也陸續看過一些女性患者為雄性禿所擾，其中很常是承受家庭和職場的極大的情緒壓力，使得心很緊繃，導致頭皮跟著很緊繃，這時只有讓患者的心放鬆下來，頭髮才有再生的可能。

要有健康豐盈的頭髮，平時可以多做頭皮按摩，經常用手指梳頭，並且挑選合適的洗髮用品，都有助於維持頭皮及頭髮的健康。

此外，我會建議購買成分標示清楚、盡量不含化學藥劑，最好是由一般人看得懂的天然成分所製成、且成分不超過十種的洗髮精。

現在坊間有很多標榜草本、天然的洗髮精，其實還是放了很多化學添加物等有害物質，因此購買時要看清標示，格外留意。

如果不確定洗髮用品標示的成分是否天然安全，這邊提供一個目前不錯的網路資源，可以到ＥＷＧ網站（https://www.ewg.org/skindeep/）搜尋，盡量選擇網站評鑑對環境較為友善的產品，同時也是使用在人體較為安全的選擇。

四十二歲的閩梅帶著先生一起來診間，她說自己常常覺得很焦慮，特別是這兩年多來先生的身體很不好，已經連續進出醫院高達五次，每次閩梅都擔心得要命，但先生卻總是我行我素，閩梅要是叮嚀提醒得多了，先生還會因此生氣，搞得閩梅覺得很委屈和生氣。

看了閩梅的能量場，我問她：「你跟爸爸的關係怎麼了？」

閩梅顯得有些漠然，淡淡的說：「我爸爸是一個不太顧家的人，不過他在二〇〇八年已經離開了。」

我有點不解，問閩梅：「我在能量場上看到爸爸的心裡很記掛家人，像這樣重視家人的父親其實很少見，你為什麼覺得爸爸不顧家呢？」

「他當時為了回中國大陸的老家，居然選擇把臺灣的房子賣掉，他的做法到現在我都無法理解。」閩梅有點惱怒的說。

「所以爸爸是一個很顧家的人啊！你知道嗎，對你而言，只有臺灣的家才是家，但對爸爸來說，中國大陸那邊的家，也是他的家。如果他不去照顧那裡的家人，他才是不顧家啊。你的父親是一個很溫暖的人，他的生命充滿了愛，總是眷顧家人，對他來說，家很重要，家人很重要！你說他把臺灣的房子賣掉就是不顧家，但是我相信從小到大，你爸爸都有好好照顧你們的，對嗎？」閩梅輕輕的點了頭，眼眶也跟著紅了起來。

「我小時候覺得他是個好爸爸，但是他卻一直想念著中國大陸那邊的老家……」閩梅還是無法完全諒解。

「爸爸從你出生以來，就一直盡力照顧這個家，但是對中國大陸那邊的老家卻沒有機會付出心力，所以才會感到內疚，他希望有生之年能為那邊的家人做點什麼，其實是可以理解的。」閩梅這時低下頭，眼淚掉了下來。

人的心思很有趣，如果心裡只有自己，就覺得兄弟姊妹都只是要來跟我爭家產的敵人；如果心裡只看得到自己的家，就覺得鄰居是外人，鄰居的鞋子、雨傘之類的任何雜物都不能越界占到我家的位置，一定要壁壘分明，清清楚楚；如果心裡只有自己的社區，就覺得我們這個社區絕對不能被汙染，所以什麼電塔、基地臺、垃圾掩埋場等，隨便要蓋在什麼地方都好，就是絕對不可以蓋在我們這個社區；如果心裡只有自己所在的城市，就會覺得其他縣市憑什麼拿國家那麼多錢，蓋什麼捷運，根本不需要分配那麼多資源給他們！

人類容易被自己單一的想法和狹隘的心思所限，所以閩梅會覺得爸爸心中對家的定義怎麼可以連在對岸的家人也算進來，他不知道臺灣的家才是他的家嗎？閩梅無法理解父親想要照顧中國大陸老家的心情。

但對閩梅的爸爸來說，自己一輩子都身體力行的愛著臺灣的家，但是對於中國大陸的家人，自己卻什麼都沒做，所以感到內疚又不捨。對岸的老家也是家，而且是自己生命的源頭，但他卻一輩子都沒機會為那個家付出，一點貢獻也沒有。

閩梅的父親認為自己有好好照顧在臺灣的家庭，在臺灣生的孩子，不但好好的親手養大，也都讓他們接受良好的教育、支持他們發展好的職業，但是對於對岸的家人，他就十分過意不去，所以才會想要變賣臺灣的房產，把錢拿回去給老家的人，算是自己多年來疏於照顧那個家的一點回饋，這樣做可以稍稍減輕愧疚感，比較心安理得。

我告訴閩梅：「你的爸爸栽培你們長大，已經盡力，也做得夠多了，他是一個好爸爸，你有點錯怪他了。在你爸爸的年代，男人很少可以像他這樣把孩子跟太太放在心上，總是一直看顧著這個家，而沒有把眼光看到外面的世界。當時絕大多數男性的能量場經常看到的都是一心向外，典型的男主外，根本不太看得到家人，回家也總是發號施令，頤指氣使，要求家人事事服從，你的父親對家人付出許多關心與照料，相信已經是在他們那一輩當中很少見、很難得的。」

接著，我請閩梅跟著我向爸爸說：「親愛的爸爸，謝謝你從小到大對我們的愛、支持和陪伴，謝謝你為我們付出了這麼多，我不該錯怪你，更不應該生你的氣。謝謝爸爸，你已經是個夠好的爸爸了。」

當閩梅說完，我再請她跟先生說：「老公，謝謝你為這個家的付出和努力，你是一個很棒的先生，也是一個很棒的爸爸，你既細心又很有責任感，很為我和孩子著想，真的很抱歉以前我不夠瞭解你，但我願意好好學習，能夠對你有更多瞭解，謝謝你。」

接著，我請閩梅的先生跟閩梅說：「親愛的老婆，謝謝你為家的付出，還有你給我的愛，真的很抱歉有時候我脾氣壞，性子又急，不好溝通，總是想很多，太容易有負面想法，謝謝你給我的愛和支持還有包容，你是一個好太太，也是一個好媽媽，謝謝你。也謝謝你願意陪我一起來做諮商。」

從閩梅身上，我們看到她對伴侶有許多不滿和焦慮，原本閩梅以為是因為先生身體不好，頻繁進出醫院帶來的壓力，加上先生又聽不進閩梅的建議，才會讓閩梅整個人狀況很不好，但從能量場上可以清楚的看到，閩梅的不滿和焦慮背後，其實是對父親的怨懟與生氣，才會讓自己身心都卡住。

閩梅因為覺得爸爸不顧家，不肯聽女兒的話，一意孤行又不負責任的把房子賣掉，所以非常不能諒解，這個情緒讓閩梅後來看到先生我行我素的行為，也產生一樣的情緒，如果閨梅對父親可以看得順眼時，對自己的伴侶也就比較能夠看得順眼，當閨梅可以理解並原諒父親的時候，她的心就會平靜下來，自然就能夠心平氣和去看待先生的問題，找到可以跟先生好好相處的方法。

之後收到閨梅的信，當我們提到她對父親的埋怨與不諒解時，她覺得很震撼，也才看到自己和伴侶之間的關係，原來受到自己跟父親的關係能量所影響。現在她知道自己未來可以努力的方向與目標後，心情也跟著穩定平靜許多。

二〇二一年太魯閣號火車事故

二〇二一年四月二日，太魯閣號列車在行經花蓮清水隧道時，與滑落邊坡的工程車碰撞，導致出軌意外，造成四十九名乘客死亡、兩百四十七人輕重傷的嚴重事故。

事故發生後，車上的乘客、傷亡者家屬，以及社會大眾，有許多人都經歷了難以承受的心理創傷，無論是親身經歷了火車出軌的生死一瞬間，或是因為這個意外而驟失親友的人，或是從各種媒體報導中所見所聞，碰觸到許多悲慘畫面的民眾，都在心理上留下了難以抹滅的陰影，包括許多東部的住民，也因此產生害怕恐懼，不敢再搭火車往返。

無論是否直接參與這起事故，很多人都因此留下心理創傷，因為太魯閣號事故而過世與受傷的人，是我們的同胞，與我們有地緣性，甚至可能是我們的朋友，或朋友的朋友，也因此我們更容易感同身受，而這股「同理心」，正是人類大腦獨有的思維能力與靈性所在。

許多高等動物的大腦與人類相似，見到生命的離世或面臨生存威脅時，都會自然而然的感到悲痛，產生本能的反應，然而，人類的大腦還會有更為細膩的思維運作、學習能力與調適力。當我們熟悉的人事物突然離去，再也不能往來接觸，很可能會產生難以適應、無法接受的心情。我們可以學習釋放強烈的情緒能量，試著調整大腦的創傷訊息記憶，帶著愛與祝福的心，從痛苦的記憶中走出來。

我們曾經在花蓮行醫多年，對事件造成的衝擊更是深有所感。太魯閣號火車事故發生後，我們特地為東部民眾舉辦了兩場「創傷療癒」的演講活動，在會場上我們看到許多民眾感到害怕、不安，或是因為失去家人、朋友而深感悲慟，我們當場分享了調整心念與情緒的方法，協助在場的民眾，將極度強烈而明顯的悲傷、恐懼情緒，大幅降低，得以漸漸平靜下來。

這邊提供大家一個幫助釋放壓力、減緩焦慮的好方法，試著做做看「紓壓心念練習」（請參考連結影片）中調整三焦和脾胃經絡的能量運動，並建議參考《心念自癒力》頁二一六的詳細解說。

生而為人，既然有身體的誕生，就會有身體滅亡的必然，無一例外。但因為我們將「生命」限定在肉眼所能看見的範圍，所以一旦有形的身體消逝了，就認為生命全然消失；事實上，即使身體死亡了，但人的本質並沒有消失。

在能量場上，即使一個人過世了，其實能量都還是一直存在的。我們與過世的親人、朋友，所有互動交流的美好記憶，以及過程所產生的愛與感恩的能量，都會跟我們永遠在一起，一輩子都不會消失。

心念練習12：紓壓心念練習

關於紓壓心念練習，可參考許瑞云醫師的示範影片與解說，請掃描 QR code，或上網搜尋「紓壓心念練習」。

5 精神、功能失調類疾病

精神疾病

從西醫精神科的角度與定義來看，精神疾病意指大腦思維、情緒、知覺、認知與行為上的異常。

大多數精神疾病為「原發性」，也就是思維、想法、情緒或行為上的異常症狀是因為大腦本身生了病；但另一部分的精神疾病則屬於「次發性」，指的是肇因於大腦以外的其他身體疾病所引起的思維、想法、情緒或行為異常。

現今常見的焦慮、憂鬱、失眠等問題，西醫的治療方式多以藥物幫助病人控制病情，緩解症狀，許多患者因而長期依賴藥物。

但藥物治療只是治標而非治本，無法找出導致精神異常的根本原因，所以即使服藥，誘發精神疾病的原因依然存在，使得疾患難以根治，無法完全康復。

媽媽帶著羽恩來我們的診間時，羽恩已經有過多次割腕自殘的紀錄了，看起來一點動力都沒有的羽恩說自己從國中開始，就一直在服用抗憂鬱和助眠的藥物，雖然現在用藥數量已經大幅減少，但一天也還是要吃上五、六顆藥。

「你的能量因為服用藥物的關係，變得比較遲鈍散漫，雖然不容易感到難過，但也變得不容易快樂，也不容易集中精神，這是你想要的嗎？」我問羽恩。

「不知道，我有點想要，但也有點不想要。我不想要無法自主的人生，但我還是乖乖吃藥，可能是因為我有點依賴藥物。」羽恩平淡的陳述。

「如果不吃藥會怎麼樣呢？」我問。

「我會覺得不安心。」

「不安心會怎麼樣呢？」

「不知道。」羽恩停頓了一下才回答，似乎沒想過這個問題。

「不安心會怎麼樣呢？」我再問一次。

「不會怎樣吧。」羽恩想了一下，勉強給出一個答案。

「是啊，的確不會怎樣。」

我對羽恩的媽媽說：「羽恩現在沒有生命動力，能量也很遲緩散漫，像她這樣長期服用很多精神控制藥物的孩子，情緒本身的問題並不難處理，只要能改變念頭，念頭一轉，問題就可以解決，但如果是藥物引起的副作用就很難處理。羽恩吃了很多精神科醫生開的藥物，但她又害怕不吃藥會有問題。」

「嗯，羽恩如果沒吃藥，或是一陣子沒有傷害自己，就會變得有些不安。」羽恩媽媽看起來也很不安。

「不安並不是問題。不過羽恩的不安和你流掉的孩子有關。」

「是的，我的第二個孩子在懷孕兩個多月時流掉了。」羽恩媽媽黯然的說。

「嗯，這件事對羽恩有影響，也對你們家的動力產生影響。從能量場看到，你跟先生兩個人，彼此都看不到對方，你自己也沒有動力，你的心跟羽恩一樣，呈現無動力和焦慮的狀態，你的心其實是看不到孩子和先生的。羽恩現在因為受藥物作用影響，所以我們無法幫她做什麼，但我們可以先讓媽媽開始有些改變。」

「我現在的醫生有幫我減藥，我已經少吃很多藥了。」羽恩趕緊出聲說明。

「去年年底羽恩開始嚴重失眠，所以醫生除了開藥之外，也有搭配物理治療。其實羽恩從還是嬰兒的時候就有睡眠問題，她一向很難入睡，到現在也還是一樣。」羽恩媽媽補充解釋為什麼羽恩需要吃這麼多藥。

「失眠其實並不難治療，但得要找出失眠的原因，只要處理好造成失眠的原因，身體就可以放鬆，自然不會睡不著。但是如果一直抱著『我好害怕會睡不著』的想法，只會讓身體變得更緊繃、更難入睡，結果就是失眠得更嚴重。不要擔心害怕會睡不著，反正睡不著就睡不著，沒什麼大不了，何況還有一些方法，可以讓我們即使整晚沒睡，隔天精神還是不錯。」我請羽恩母女不要過度擔心失眠問題。

「羽恩的情緒類型屬於聽覺型，聽覺型的孩子容易想很多，經常會過度詮釋別人說的話，對聲音也特別敏感，但是聽覺型的孩子，對於美和藝術有出色的鑑賞力，所以會像許多藝術家一樣多愁善感。羽恩的憂鬱最初可能來自老是覺得自己不夠好，習慣嚴厲的自我鞭策，結果就是把自己打趴在地上，所以羽恩要開始學習肯定自己，媽媽也要學習去看到羽恩的美好特質，並且能夠常常肯定女兒。」我跟羽恩的媽媽說。

接著我看著羽恩，告訴她：「你的不安是因為老覺得自己不夠好，習慣跟別人比較，總是希望自己成為這個人或那個人。但是一個人想要變成別人很困難，因為你就是你。一旦當你可以接受自己就是這個樣子，你就是你，不需要去成為任何其他人，也無需跟他人比較，畢竟每個人都是獨一無二的個體，你的不安就會消失了。只是做你自己，不是很舒服嗎？不要對自己有任何批判，也不要去跟誰誰誰比較，你就會覺得很舒服。是『我不夠好』的這個念頭，讓你很不舒服，但其實每個人都可以很自在的做自己。身為聽覺型人，你生來就比較習慣去批判自己，再加上傳統華人父母的教養方式，總是喜歡拿自己的孩子跟別人比較，希望孩子好還要更好。你其實已經很努力也很好了，父母的要求，只是讓你的不安和壓力雪上加霜。不過，這一切都是可以改變的，現在你只是因為長期用藥，所以呈現身心分離的狀態，感受不到自己活著，所以會想要拿刀子割手，有痛覺時才會感受到自己還活著。」

診間看過好幾個習慣性割腕自殘的青少年，給自己和父母都帶來很大的困擾和痛苦。事實上，割腕的背後動力，除了不想活，覺得活著很沒意義之外，這些孩子往往像是行屍走肉一樣的過著無感的日子，只有在傷害自己產生劇烈痛感時，才能以此確認自己還活著。除了要證明自己活著，青少年割腕的另一個動機可能來自「我不愛我自己！甚至我討厭自己！我要證明我不愛我自己。」透過傷害自己的身體，來證明自己的確是一點也不珍惜自己。

此外，診間也見過幾個潛意識裡想要透過傷害自己，來報復父母曾經帶來的痛苦。像這樣的孩子常常對父母既是依賴又想討愛，卻也怨恨父母不懂自己。特別是那種管教非常嚴格，只要一看到孩子哪裡做得不夠好，就嚴厲批評、嘲諷，甚至動輒打罵，很少欣賞或肯定孩子的父母，經常會在孩子的成長過程中，給孩子造成很大的傷害，導致孩子日後選擇傷害自己，做為報復父母的手段。

羽恩跟母親後續又回診了幾次，諮商的情況從最初一問三不知，對什麼都無感，經常無言以對，顯然是處於身體跟心靈分離的狀態，到後來開始有了回應，也比較能夠感覺自己的情緒變化。媽媽也努力的在改變，雖然還是很容易用批評的方式來關心羽恩，但羽恩現在知道媽媽是愛她的，只是很不會說話，常常會刺痛她。

羽恩的母親告訴我們，現在的羽恩比較願意學著去嘗試新事物，雖然情緒還是會起起伏伏，但整體的狀況是朝著更好的方向持續進步，而且羽恩已經不再用割腕等傷害自己的方式來感覺自己的存在，還重拾過往對藝術的興趣，而且有了一個好的工作，讓媽媽很欣慰。

失眠也別太過焦慮，放鬆就好

睡眠問題是現代人很常見的困擾，萬一遇上失眠情況，千萬不要太過緊張焦慮，應該先調整自己對失眠的認知與態度，告訴自己：「睡不著沒關係，沒有人會因為睡不著而死掉。」把因為睡不著而產生的各種焦慮拿掉，接著再告訴自己：「即使整晚沒睡，如果可以用適當的方法，明天我的精神還是可以很好，保持專注與敏銳，不會影響工作或學習。」

很多人晚上沒睡好，隔天精神不佳的根本原因，其實是擔心自己睡不著而焦慮不已，所以整個晚上翻來覆去，夜不成眠，結果反而耗費掉很多能量，讓能量變得更加散漫，隔天才會委靡不振。其實失眠本身造成的問題，往往不及因為擔心失眠而衍生的其他問題。

如果發現自己出現失眠症狀，教大家幾個睡前靜心的練習，像是專注走路、擁抱脾經等助眠技巧，可以試著做做看：

心念練習13：睡前靜心練習——專注走路、擁抱脾經助眠技巧

● 上床就寢前，試著把專注力放在腳底板，讓自己一步一步，緩慢而專注的走個一到三分鐘。當我們把心思放在哪裡，身體的氣流就會走到哪裡，所以準備睡覺的時候，如果大腦繼續想東想西，身體的氣就會集中在腦裡，使得大腦停不下來，就很難進入休息狀態。因此準備睡覺前，先把注意力放在腳底板，緩慢的走個幾分鐘，好把能量從大腦抽離，讓身體的氣流盡可能往下降，避免太多雜亂的能量在頭部流竄。

● 如果聚焦在腳底板走了幾分鐘之後，還是很焦慮無法放鬆，那麼就坐下來或躺下來，練習「擁抱脾經」的能量運動：

⬇ 容易煩惱的人，將右手手掌貼在左上腹，然後將左手手掌放在右手手肘上，特別要注意的是左手的小指，要正對著右手的手肘關節正上方。

- 容易生氣的人，把左手手掌貼在右上腹，然後將右手手掌放在左手手肘上，一樣要確認右手的小指要正對著左手的手肘關節正上方。
- 如果是既容易煩惱，又愛生氣的人，那就先從一邊開始做，幾分鐘後再換邊。
- 接著閉上眼睛，開始緩慢的深呼吸，呼氣時可以想像煩惱和壓力都吐了出去，吸氣的時候則想著吸進平和輕鬆的氣息。同時留意頭、頸、肩膀、胸、背、腹部等是否有什麼地方緊緊的，如果有就一個一個鬆開，通常在幾分鐘之後，人會感到放鬆，睡意會漸漸浮現。

- 做完「擁抱脾經」的能量運動後，躺在床上繼續把專注力放在呼吸上，一手輕放在胸前，另一隻手則放在腹部，讓自己自然呼吸。接著觀察自己的呼吸，看看吸氣時突起的是腹部還是胸腔，又或者胸腹會同時鼓起來。
- 開始計算呼吸的次數，一吸一吐算一回合，從一數到十，再從十倒數回到一，持續來回幾輪。這也是最好的禪修方式，在練習禪修的同時，也在練習專注。
- 一般人一開始可能只能數個幾回，就開始胡思亂想，如果不小心思緒飄走了，就再拉回來重新計數，如果又跑掉，就再拉回來，很多人會在來來回回計數的單調過程中，不知不覺的入睡。這個練習即使沒能讓人立刻睡著，也不會消耗能量，反而可以幫助梳理能量，避免能量雜亂散漫。

睡前靜心練習

更詳盡的關於睡前靜心練習——專注走路、擁抱脾經助眠技巧，可參考許瑞云醫師的示範及解說影片，請掃描 QR code，或上網搜尋「睡前靜心練習——專注走路、擁抱脾經助眠技巧」。

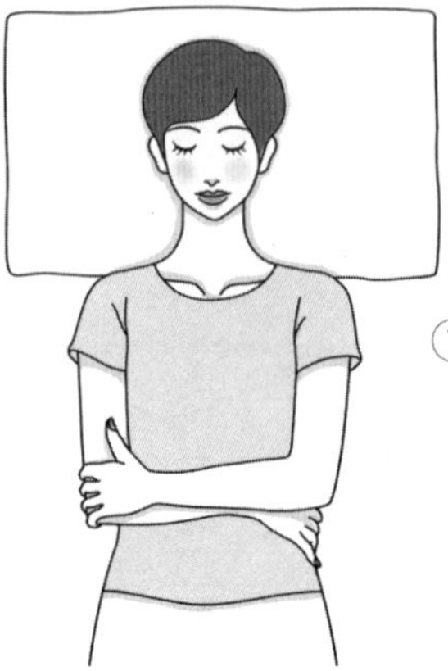

①

右手掌貼在左上腹，左手掌放在右手肘上，左手小指正對著右手肘關節正上方

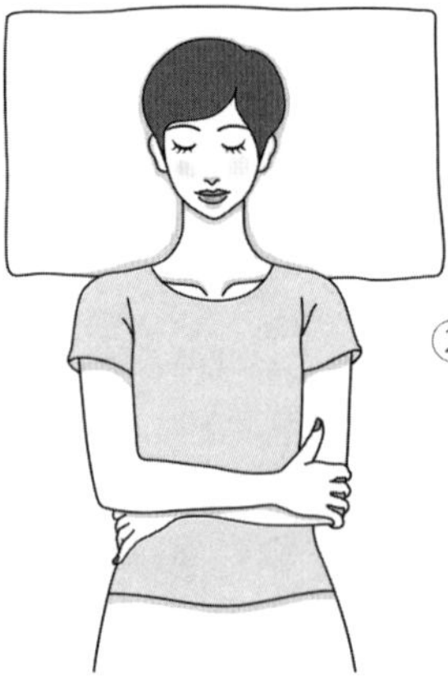

②

左右手交換，一樣注意右手小指對著左手肘關節正上方

練習 13　擁抱脾經助眠技巧

功能失調類疾病

真實案例　習慣性偏頭痛，源自對自己的忽視和壓抑

詩婉因為多年偏頭痛問題來到診間看診，她說自己從國中開始就為嚴重偏頭痛所苦，看了她的能量場，發現詩婉的父親有關，於是我問詩婉：「你和爸爸的關係怎麼了？為什麼你不願意看著家人呢？尤其是對爸爸有很多不滿，還有很多壓抑下來的難過情緒。」

「我沒有這樣的感覺。」詩婉面無表情的說。

「你的情緒能量是邏輯型的，的確容易忽略或是無法體察自己身體的感覺和情緒。那麼你和父親的關係如何？」我換個方式問詩婉。

「我爸爸是個冷漠的人，十二年前他得了肺癌，結果因此想不開，所以就自殺死掉了。」詩婉不帶感情的說。

難怪詩婉會這麼傷心、生氣又壓抑，我請她把來不及跟爸爸說的話告訴他，我一面幫她調整能量，一面要她跟著我說：「親愛的爸爸，謝謝您生我養我，但是您離開的方式，讓我又生氣又傷心，我不能理解您為什麼要這麼做，但我也有些內疚，生您氣的同時，我也很

生自己的氣。爸爸我跟您一樣，都不太懂得怎麼溝通和表達，很多事我們都只會放在心裡，所以這些年我把對您的愧疚和生氣都壓抑下來，但我一直都沒忘記爸爸。其實不管用什麼方式離開，只要時間到了，就得告別這個世界，我知道爸爸的時間到了，所以才會離開我們，展開下一段旅程，我會一直記得爸爸，謝謝您，也祝福您。」

調整完詩婉和父親的能量後，我看到詩婉對媽媽也有一些壓抑的能量。詩婉說媽媽總是很焦慮，經常像隻無頭蒼蠅的忙亂，整天只會碎碎唸，詩婉一直覺得媽媽從來都沒有真正瞭解過孩子在想什麼、有什麼需要。

於是我請詩婉跟著我一起對媽媽說：「親愛的媽媽，謝謝你生我養我，我把你和爸爸之間的問題歸還給你們，我無法處理你們之間的事，也沒有辦改變你們，所以我把你的情緒還給你。請媽媽祝福我，不需要擔心我，謝謝媽媽。」

在處理完詩婉和父母親之間的問題後，我看著她的頭部能量，接著問詩婉：「為什麼孩子讓你有很多壓力？」

「我很擔心他的健康，他每天都太晚睡了。」詩婉顯得憂心忡忡。

「你的孩子已經成年了，有自己的想法、做法，不會乖乖的聽命於你，畢竟這是他自己的人生，只有他自己能負責。每個人都有自己的習慣，家人住在一起，最好能彼此尊重和體諒，不然只會衝突不斷，讓彼此痛苦不堪。其實你只要放掉『晚睡不好』的想法，就什麼問題都沒有。人類演化的過程中，本來就有些人習慣早睡早起，也有些人喜歡晚睡晚起，這是天生的習慣，很難硬要改變。但無論是哪一種，其實都不用擔心，只要睡眠充足、身心平衡，自然可以很健康。其實從能量場上可以看到你兒子的心，比你們夫妻更為清晰敏銳，他可以看得到父母親，但你和先生卻總是看不到彼此，也沒有看到孩子。」

「可是他明明以前生活都很規律，是到上了大學，才開始每天都很晚睡……」詩婉還是不認同兒子的生活作息。

「你兒子以前早睡的原因，是因為父母要求，小孩子總是比較不敢做自己或是表達自己。特別是很乖的小孩，經常都要等到比較大了，才開始懂得叛逆。其實『叛逆』也只是父母給孩子貼的標籤，認為孩子只要不聽話、不按照父母的意思行事就是叛逆。但是孩子長大了，當然會有自己的想法和做法，如果希望孩子可以具備獨立思考的能力，就要給孩子做選擇的空間和機會，不然孩子如何發展自我定見，成為一個自信又獨立的大人呢？學著尊重孩子吧，這是孩子在學習如何拒絕別人、如何獨立自主的必經之道，請讓他自己為自己負責。你只要讓孩子知道媽媽很關心他，告訴孩子照顧好自己是每個人自己的責任，媽媽會把這個責任讓他自己去承擔就好。」

我請詩婉跟著我對孩子說：「親愛的孩子，我會學習用『心』去看到你，如同你可以用『心』看到我們一樣，我也會學習和爸爸好好相處。你是一個很好的孩子，我不需要擔心你，我會讓你負責你自己的生命。我們來到地球就是來玩、來學習，畢竟無論再怎麼努力養生，所有的人最後也都是會死亡，所以生命的目的並不光是養生，我真的不必這麼擔心你。」

說完後我問詩婉：「現在頭還有沒有不舒服的感覺？」

詩婉露出不可置信的神情，緩緩的說：「沒有了，我覺得輕鬆多了……」

詩婉常頭痛，只是因為她的情緒類型屬於邏輯型，所以不容易覺察到人與人之間相處時，自己身體當下的感受和變化。邏輯型人總是習慣用頭腦去面對所有事情，導致身體和頭腦容易分離，常忽視自己身體的感受，甚至對身體的感受或情緒很陌生。因此邏輯型人要常常練習跟自己的身體連結，去感覺自己身體的變化，只有跟自己連結上了，才能夠跟他人連結，也才不會因為身心分離的緣故，而讓人覺得邏輯型人好像對一切都冷漠無感，沒有什麼情緒反應。

像詩婉這樣從國中就開始反覆發作的嚴重偏頭痛，可能是因為內在的情緒反應，一再被自己忽略或強自壓抑，認為自己已經想通了、沒事了，但情緒還是積壓在心裡，造成身體上的負擔而不自知。詩婉與父親、母親、小孩等家人之間的許多感受與情緒，長期被掩蓋在自己發達的邏輯思維之下，使得內心的糾結能量無法釋放，但當詩婉能夠轉動心念，開始學著與身體連結，釋放內心感受的糾結能量時，導致頭痛發作的原動力就會跟著緩和下來，頭痛問題因此可以得到很好的改善。

從神經醫學的臨床門診經驗中得知，因頭痛前來求診的病人，超過九成以上的人，頭痛的原因都屬於良性，或者可以稱之為「功能性頭痛」，這類型的頭痛往往不是因為大腦發生腫瘤、出血、膿瘍或腦梗塞等腦部結構異常問題所引起。

「功能性頭痛」的「功能」指的是因為頭部肌肉及筋膜持續緊繃、頭部血管不穩定，或是其他非結構性原因引起的頭痛，只要深入探究導致功能性頭痛的原因，通常都會找到背後卡住的心念或糾結的情緒。

一般說來，引起頭痛的心理因素，多數跟生氣或壓力有關，像詩婉對於父親的自殺、母親的叨唸，以及孩子的不聽話等諸多事件，都帶著壓抑下來的情緒未能釋放，才會導致經常性偏頭痛。我們也許可以經由學習放鬆情緒、局部按摩緊繃的肌肉部位、練習伸展運動等方式來獲得暫時的改善，但如果要根治慢性頭痛的話，治本之道還是要找到背後致病的原動力，去看清自己被什麼念頭所困，將壓抑的情緒釋放掉，才不會讓頭痛一再發作。

心念練習14：頭部紓壓運動

- 撥開頂輪法：把雙手手指放在額頭中央，從中間往兩側向外撥開，然後沿著中線向上、向後慢慢移動，繼續往外側撥開，一直移到後頸部為止。雙手向外側撥開的同時，可以一邊把沉重的能量隨手甩掉。
- 鬆開三焦法：雙手扣住耳朵，用手指上下移動頭皮，進而放鬆頭皮。

頭部紓壓運動

更詳盡的關於頭部紓壓運動，可參考許瑞云醫師的示範及解說影片，請掃描 QR code，或上網搜尋「頭部紓壓運動」。

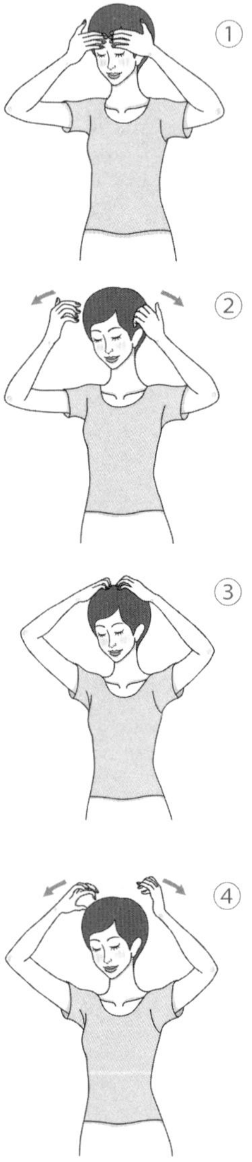

雙手手指從額頭中央往兩側撥開

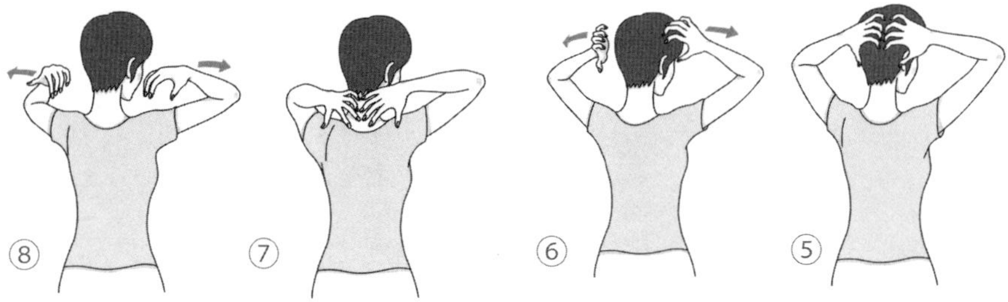

沿著中線繼續往外側撥開，一直到後頸部為止

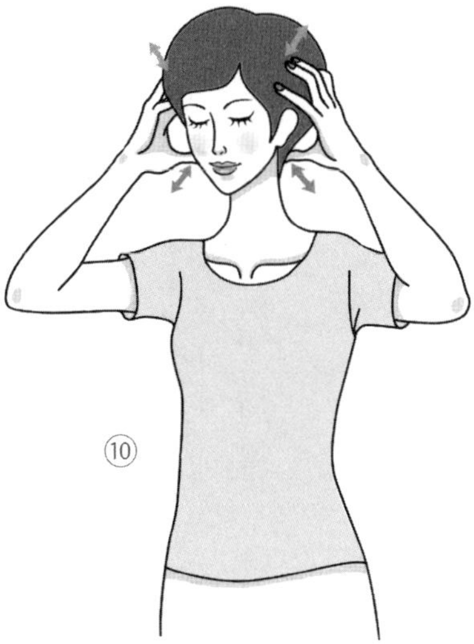

雙手扣住耳朵上下移動，鬆開三焦

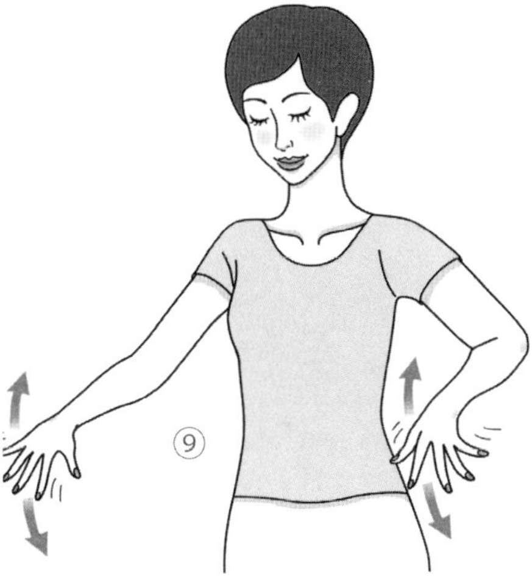

把沉重的能量隨手甩掉

練習 14 頭部紓壓運動

特別要提醒有習慣性頭痛的人，一旦出現以下幾種情況，就必須有所警覺，盡速就醫：

1 近日頭痛的感覺與過去不一樣，像是疼痛的性質明顯不同，或合併有不尋常的症狀。

2 頭痛的位置經常固定在特定部位，並且有逐漸加重的趨勢，這時就要考量顱內局部病灶發生的可能性。

3 除非本身有青光眼、眼壓高或是顱內壓升高等問題，否則若頭痛問題合併嘔吐、視力模糊等症狀，就要有所警覺。

4 頭痛問題合併單側身體出現麻木或無力等症狀，這種情況可能有顱內壓升高，或是對側大腦出現病灶的問題。

5 如果頭痛程度總是在半夜或清晨時分加劇，就要懷疑是否有顱內壓升高，或是顱內病變的可能性。

6 頭痛時若合併發燒、血壓升高或嗜睡等症狀，就要考量是否有感染的可能或大腦病變的問題。

前述的頭痛情況，反映了大腦內部可能有些病灶，一旦出現疑似症狀，建議及早預約神經內科門診，進一步檢查評估。但是，神經科門診雖能幫助患者確認是否發生大腦結構性疾病，卻無法找出非結構性疾病頭痛是因病人背後隱藏什麼卡住的情緒所引起，因而無法治療後者的頭痛問題。每個人最好都能夠學習覺察，找出可能誘發自己頭痛的情緒因素。

另一種情況是，有些大腦病灶並未出現任何臨床症狀，像是腦膜瘤、小腦下垂體腫瘤等良性腦瘤，或是血管硬化、腦動脈瘤或動靜脈畸形的血管異常，以及因為小血管阻塞而引起的小中風，或者是大腦先天異常等問題，這些可能會造成缺乏明確臨床症狀的頭痛，要能及早發現病灶並不容易，通常是在執行頭部電腦斷層檢查、頭部磁振造影檢查等頭部健康檢查時才能看得出來。是否需要進行例行篩檢去尋找沒有臨床症狀卻頭痛的病因，以及怎麼治療，還是要請神經科醫師做評估。

真實案例　根治腸躁症，從釋放壓力開始

佳媛長期受大腸激躁症所苦，看了幾個醫生都說是自律神經失調，加上去年工作有些調動，壓力大增，讓腸躁症更形惡化，最近一想到要去上班就很焦慮，覺得自己沒辦法把事情做好，也不知道怎麼跟主管、同事互動，佳媛說自己好像愈來愈笨，才會什麼事都做不好。

佳媛整個人看起來極度緊張，能量緊繃又堵塞，從能量場上看起來更是能量完全平行

的異常狀態，我跟佳媛說：「人一緊張，能量就容易從交叉的正常樣態變成平行，這會讓人變得很難專注、容易健忘，溝通表達也會詞不達意，這時不管閱讀什麼文件或資料，基本上都會覺得讀不進去，做事情也容易不斷出錯、忘東忘西、缺乏效率，如果不去改善，就會因為無法把事情做好而覺得自己很差勁，又因為覺得自己差勁，而更沒信心能把事情做好，結果導致惡性循環，愈來愈糟。但根源只是因為太大的壓力導致能量場出了問題，其實你並沒有變笨，這個不難調整。」

聽了我的話，佳媛都快哭了，她說：「我覺得壓力好大，工作、家庭、婚姻，還有爸媽的事，都快把我壓垮了，我根本應付不來，只好逃避不管，但又覺得自己很自私，怎麼可以不幫忙他們解決問題。」

「當家人很傷心或者生病時，你能替代他們傷心或生病嗎？」我問佳媛。

「不能。」佳媛回應。

「那你的傷心是誰的情緒呢？」

「我自己。」佳媛小聲的說。

「那他們的傷心是誰的情緒呢？」我再問。

「他們自己的……，但是我會跟著難過啊。」佳媛露出不忍的表情。

「你跟著難過，會對他們或對你自己比較好嗎？」

「不會。」佳媛其實很明白。

「是的。別人的情緒，本來就是別人的責任，這跟自私有什麼關係，即使是家人父母，每個人都要為自己的情緒負責。」我請佳媛跟我一起，把父母的責任還給父母，讓他們為自己的生命負責，我們不需要擔心，只要祝福他們就好，因為每個人都只能負責自己的生命。所有人來到這個世界，都只是在體驗和學習，橫豎我們的身體一定都會毀壞死去，遲早都要離開這個身體，繼續前往下一段生命旅程。

「不過，先生說我很自私，他說我現在的問題都是自己招惹來的，因為我愛鑽牛角尖，所以才會一直心情很不好，這都是我自己的問題。就連辦公室的同事，也覺得我都沒有長進，老是在工作上出狀況，我真的是很沒有用……」佳媛說著說著眼眶又紅了。

「別人貼在你身上的標籤，你不必照單全收啊！那是他們的看法和想法，跟你無關。」

我跟佳媛說完後，測試她的情緒類型，發現她是聽覺型人，難怪會有鑽牛角尖的困擾。我讓佳媛跟著我一起對周遭的人說：「沒錯，我就是愛鑽牛角尖，但是我愛鑽牛角尖是我的問題，你們期待我要有所不同，那是你們的問題，跟我沒有關係，我把你們的期待還給你們，你們的期待是你們自己的責任，不是我的責任。」

「可是我會影響到別人，我的情緒會影響到周遭的人啊。」佳媛有些不解。

「你覺得你的情緒有影響到我嗎？」我問佳媛。

「沒有。」佳媛小小聲的回答。

「是啊，如果對方沒有跟你一樣的功課，就不會被你所影響。別人之所以會覺得被你影響，表示他們也有跟你一樣的功課，才會和你產生共振，情緒才會被你帶動。所以他們其實要謝謝你，讓他們有機會看到自己的功課，如果沒有你，他們可能一直都還看不到自己的這個問題。」我們之所以會和別人的問題產生情緒上的共振，就表示我們也有同樣的課題，也走不出來，情緒才會被對方帶動，所以我們不但不能去怪罪別人，反而應該感謝對方，讓我們有機會看到自己需要學習的功課。

「但是我跟先生常常吵架，已經影響到小孩，所以我覺得很對不起孩子。」佳媛深怕傷害到孩子。

「每一個人都有被家人影響的經驗，生命就是有難題，人才會有成長和學習。如果孩子在一個完美的家庭中長大，日後結了婚，萬一遇到不完美的伴侶，他們一定會無法適應，認為對方和對方的家庭怎麼那麼差勁，又因為從未面臨家庭問題，所以不懂得如何處理，很可能只是一直認為：『不對！家不應該是這樣的，家人怎麼可以吵架呢！我們家人都不會吵架的。』甚至也會以為世界上所有的人，都不應該有爭執。問題是，真實的人生，人與人之間的相處，本來就常常會有意見不同的時候，難免會有摩擦和衝突啊，家家有本難念的經，根本沒有所謂的『完美家庭』，與其讓孩子活在溫室中，不如讓孩子瞭解，人與人之間的相處難免會有衝突，但是當衝突發生時，我們應該學習如何面對，又如何解決。」

很多家長為了保護孩子，讓孩子在過度美化的環境中成長，但是無菌的環境對孩子而言並不健康，也未必安全，反而可能充滿危險。一旦孩子日後看到真實世界的樣貌，當他們面對與他人的衝突摩擦時，很可能毫無招架之力，只會認為都是別人的錯，別人怎麼會那麼糟糕、那麼差勁，變成一個想法偏頗的人。事實上，我們認為對孩子好的，不一定就是真的好；而認為對孩子不好的，也未必就是不好。夫妻之間有衝突或意見相左，並不是問題，如何一起面對和處理，找到彼此都能接受的共識，才是衝突發生時，可以帶給我們的意義。

「但是當我情緒不好，甚至影響到孩子的時候，我真的覺得很內疚。」佳媛還是很不安。

「你可以誠實的跟孩子說：『孩子，媽媽現在心情不好。』這樣孩子以後也才能接受自己可以有心情不好的時候，或者直接告訴孩子：『孩子，媽媽現在心情不好，我需要抱抱，你可以抱抱媽媽嗎？』也可以跟孩子說：『請給媽媽幾分鐘，媽媽心很亂，想要自己安靜一下。』這樣孩子就有機會學習如何跟心情不好、狀態不佳的自己相處。畢竟心情不好就不好，沒有什麼問題，也沒有什麼對錯，因為人本來就不可能永遠心情都一樣啊，情緒和感受總是來來去去的，我們只要接受情緒的發生和消失，讓它可以自由的來去就好了。」

「什麼事到了醫師這裡，好像都不是問題。」佳媛還是有點不放心的看著我。

「因為我沒有卡住啊。」

後續佳媛回覆，在那次門診之後，她覺得自己改變很多，不但睡眠品質大幅提升，和先生的關係也好很多，甚至幾乎忘記自己曾有腸躁症的問題，讓她很難相信幾個星期前自己還為了腸躁症而苦惱不已。

現在佳媛每天早上都做我教她的五分鐘能量運動（可以參考《哈佛醫師心能量》一書，或由許醫師親自示範的《能量運動ＵＳＢ隨身碟》），她說在做能量運動時，會覺得自己很幸福，一開始只有手指尾端可以感覺到能量的流動，最近開始和自己的身體對話後，佳媛發現自己能夠覺察身體的存在，心靈好像也跟著比較平靜安定。原來就像我們說的，她真的沒有變笨，只是能量場亂了，當她讓心靜下來、安定了，事情好像也沒有原先想像中那麼難，工作慢慢的也愈來愈順利。佳媛說她很感謝這一切，相信老天爺為她做了最好的安排！

人體的消化道包括食道、胃、小腸、大腸、直腸等器官。當我們進食後，食物進入胃部，胃就會分泌胃酸來分解食物，並透過蠕動讓食物混合、消化，一樣也靠著蠕動，將消化後的食物輸送到腸道。腸道中的小腸與大腸都是中空器官，小腸主要用來容納食物消化後分解出的營養；而大腸則是負責水分吸收，同時將食物分解後剩餘的殘渣加以排泄。而副交感神經系統則決定了胃和腸道的蠕動速度。

情緒的反應和自律神經系統（包含交感神經系統與副交感神經系統）是連動的，包括瞳孔、毛髮、血管、心跳、呼吸速率、唾液分泌、胃酸分泌、胃腸道蠕動等，都由自律神經系統控制，因此，當我們感到焦慮或壓力大增的時候，胃酸分泌就會大量增加，胃腸的蠕動也會跟著增快，可能出現強烈的飢餓感，覺得胃不舒服，或是排便次數增加。

西方醫學將大腸激躁症定義為大腸神經肌肉的不穩定，引起過度反應所產生的腸道症狀。但實務上，即使經過腸胃科醫師確診的大腸激躁症患者，多數個案在進行血液或糞便潛血檢驗、大腸鏡或腹部超音波等檢查後，往往找不到大腸有明顯結構病變的證據。

其實大腸的不穩定，可能代表連結腸道肌肉的神經不穩定，而大腸神經肌肉的不穩定，常是因為壓力、緊張或焦慮的情緒所造成。也許使用胃腸道藥物來治療，可以發揮一部分效果，但如果能夠從造成壓力、緊張或焦慮等情緒背後的心念著手，一旦壓力、緊張和焦慮得到釋放，讓神經系統穩定，不再讓大腸肌肉因為過度刺激而強烈收縮蠕動，腸躁症的症狀就能不藥而癒，在我們的臨床經驗上，很多病例當下就能看到效果。

剛滿六十五歲的寶純，因為自律神經失調來到診間，我看她的能量既散漫又混亂，我問寶純是不是服用很多精神科醫生開的藥物，她淚眼汪汪的說是，強調自己有恐慌症又有憂鬱症，如果不吃藥的話，她很怕自己會死掉。

寶純的能量場上有很強的死亡動力，我問她：「你自己或是你的原生家庭有發生什麼意外事件嗎？」

寶純說：「三十幾年前，我哥哥帶我爸爸去看醫生的途中出了車禍，爸爸和哥哥同一天都過世了；大概二十年前，我的弟弟也自殺走了，媽媽則是前幾年突然中風離開……」說到這裡，寶純傷心的哭了起來。

看著寶純因為爸爸跟哥哥的驟逝感到悲慟，我一面幫她調整創傷能量，一面請她跟著我對爸爸還有哥哥說話：「親愛的爸爸和哥哥，我們來到地球，每個人最後都會死，只要時間到了就得離開，就像去遊樂園玩，打烊時間到了，自然就要離開，但很少人在玩樂的時候，還會為了等一下樂園要打烊的事而煩惱不已，應該要專心的享受當下的體驗。我們來到地球也是一樣，每個人從一出生就愈來愈接近死亡，最終都會走上同一條路，所以根本不需要擔心會不會死，因為我們的身體一定會有死亡的一天，不管再怎麼擔心也不會影響結局。只要我們還在呼吸，就好好的在地球這個遊樂場玩樂體驗吧！活著的時候，就好好活著，而不是一直去想自己的壽命還剩幾年，每天早上能夠醒過來，就讓自己好好過完一天，如果沒能醒過來，就往下一段旅程出發。」說完後，寶純顯得放鬆了一點，但似乎還有很多不放心。

寶純說：「我的血壓一直很高，去看了西醫，也看了中醫，醫生都說我是自律神經失調才會這樣，但看醫生這麼久，也乖乖吃了一年多的藥，卻好像都沒有效，我都不敢量血壓，怕數字會很恐怖。」寶純的不安都寫在臉上。

「當我們感到緊張、擔心或害怕，血壓就會升高，或是運動時血壓也會升高，血壓只是一組數字，反映我們當下的生理和心理現象，我們不需要對血壓編造一堆想法和故事。雖然你有高血壓，但你現在不是也好好的活著嗎？不要把數字看得太嚴重，也不需要為了血壓的數字煩惱，只要持續觀察和追蹤，知道它們的變化，瞭解血壓變化的原因，然後看看是否可以藉由調整飲食、維持規律的生活作息或是減少壓力等方式讓血壓值維持正常，也不要排除按時服用醫生開的藥物，很多方式都可以讓血壓降下來。」

「其實我真正怕的不是血壓的數字，而是害怕我會跟我媽媽一樣，哪天突然中風就走了。」寶純這才說出自己真正在意的事。

「血壓高的人也不一定會中風，你雖然血壓高，但其實一直都好好的啊，更何況也有人血壓不高還不是中風，所以血壓跟中風並不一定畫上等號。就算最後跟媽媽一樣，也是人生一個特別的體驗，無論什麼體驗，最後也都會過去。人生的苦是因為我們抗拒，抗拒才會帶來痛苦。不然一個小嬰兒躺在那邊，吃喝拉撒都要人幫忙，你覺得小嬰兒會苦嗎？每個人剛出生的第一年，不就像是個中風的病人一樣，躺在那裡起不了身也走不了路，生活完全無法自理，什麼事都要靠別人幫忙，但是嬰兒根本不會因為自己不能動、不能走，就感到萬分痛苦，他們總是專注觀察周遭的一切，開心的跟周遭互動。

當我們還是嬰兒的時候，我們都能夠活在當下，但當我們慢慢長大，就常常卡在想法和煩惱裡，搞得自己離開了當下。如果有一天真的中風了，那就去體驗中風的感覺，看看身體有什麼變化。有些人中風之後，很快就能下床走路，也有些人會離開這個世界，無論經歷了什麼，我們就好好的去體驗，沒有任何體驗會持續到永遠，只要學著欣賞、接受，怎麼樣都好，一旦能做到心無罣礙，就不會感到恐怖了。

接著，我請寶純和我一起對媽媽說話：「親愛的媽媽，每個人都用自己的身體在體驗人生，您選擇以中風的方式離開這個世界，我尊重您的選擇。其實我們的身體會不斷變化是很正常的事，打從一出生，身體就無時無刻不斷的在改變，但無論怎麼變化，都只是不同的體驗，只要願意接受，就不是什麼問題，我很安全，請媽媽祝福我。」說完後我請寶純感覺自己身體當下的感受，她發現自己比較沒有那麼焦慮不安了。

「算命的跟我說我可以活到六十歲，我今年已經滿六十五歲了，但我的下一關是要過七十歲……」寶純又提出了另一個煩惱。

「這個世界上沒有人不會死，你在擔心害怕什麼呢？」我問寶純。

「我很擔心我的農地和菜園，我種了很多很好的食物，都會分給親友吃。」

「農地和菜園會變得怎麼樣，老天自有安排，這不是你想決定就可以決定的，你就是因為想太多，對什麼事都很擔心，才會有那麼多煩惱。你最大的問題是過去的創傷情緒沒有得到釋放，現在慢慢放掉之後，如果你還是不斷的胡思亂想，那麼情緒很快就會再回來卡住你，所以一定要常常提醒自己：『我們只是來地球玩一玩，什麼東西都不屬於我，都帶不走，我只是藉由這個身體來學習，一旦學完了，就要去到下一趟旅程，每個人都一樣，我只要好好的活在當下就好了。』如果能夠瞭解這一點，就不會又掉進自己編寫的故事中。我們該走的時候就會走，至於誰來耕種你的田地，根本不需要煩惱，誰跟田地有緣，自然就會在適當的時機出現，把田地承接下來。」

「我知道我自己真的想很多……」

「很多糾結都是自己想出來的，但要你不去想也很難，所以只要練習覺察自己又有想法冒出來了，就清楚的告訴自己：『想法只是想法，未必有真實性。』例如我們可以想著：『我是一根香蕉。』也可以想著：『我是總統。』又或者要想著：『我真是糟糕。』但這些都只是想法而已，想法跟事實不是等號。所以不要讓自己沉浸在想法裡，自顧自的去堆疊一個又一個故事來困住自己。」我跟寶純說。

「那我現在要學習不要像以前那樣過日子，我的腦袋太會想，總是常常出現很多不好的念頭。我要停止再想下去，愈想只會愈苦，我決定什麼都不要想了。」寶純有點賭氣的說。

「『想』的本身不是問題，無論是好的念頭，或是壞的念頭，都只是念頭。人是不可能不想的，想法會自己冒出來，我們無法控制。但我們可以在想法冒出來的時候，保持當下的覺察和覺知，知道這是想法冒出來了，不去抗拒，也不必排斥，不予理會，更不要掉入一堆想法生出來的故事裡。」

「所以世間上的想法都沒有真實性，那麼只要知道現在該做什麼，就去做什麼，對嗎？」寶純好像領會了什麼的問我。

「是的。」我想寶純已經開始瞭解我想跟她說的話了。

之後寶純寫了幾次信，她說自己一直記得我的叮嚀，每次又有很多念頭冒出來時，她就會提醒自己：「想法只是想法，並沒有真實性。」她也持續練習我教她的呼吸法，現在已經放鬆很多，也比較少胡思亂想。門診過後三個月，寶純再度來信，她說原本收縮壓高到兩百以上下不來，但在練習能量運動一陣子後，現在血壓已經降到一百六十左右，自律神經用藥也少了一半，她會繼續每天練習能量運動，也謝謝我們。

高壓的生活環境讓「自律神經失調」成為一種常見的「疾病」，事實上，自律神經的反應是人類大腦因應外在環境壓力時，原本就會有、也應該要有的反應。這是人類與生俱來的自律神經系統功能，好讓我們在面臨危險、緊急的狀況時，可以透過交感神經的亢奮，讓心跳加速、血壓上升、呼吸變快、瞳孔擴大、身體繃緊，為的就是保護自己，無論是要戰鬥、抵抗、防禦，或是逃跑，都能夠快速做出反應。

相反的，當我們準備休息、用餐、睡覺時，自律神經的另一個部分——副交感神經，就會負責讓我們心跳減速、呼吸和緩、身體放鬆、胃液分泌增加、大腸蠕動變快，好進入安靜放鬆狀態，讓身體充分休息。

遠古時代，我們的祖先隨時都可能需要與野獸對抗，所以交感神經需要經常性的處於亢奮狀態，時至今日，我們早已脫離隨時要跟野獸搏鬥的生活場景，很少面臨生死攸關的情境，身體並不需要經常處於「備戰」狀態，即使偶爾交感神經被喚醒，也不必維持太長時間。

來診問的病人中，被診斷有自律神經失調問題的患者，往往多數時間都處在壓力、緊張、焦慮的狀況下，而壓力來源除了環境因素之外，很大一部分是自己給自己的壓力。當我們一直困在自己的想法或故事裡，就會持續感到緊張、害怕與高度壓力，造成交感神經高度亢奮。我們告訴自己不能放鬆，但身體卻承受不了長時間的緊張狀態，很想放鬆下來，導致交感神經與副交感神經彼此對抗、無法協調，人體本有規律生活作息的自然調節機制因而失靈。

如果要回復自律神經的穩定，就要去找出壓力源頭，究竟是自己的哪些想法困住了自己，透過釋放這些想法，不再讓自己為念頭所困，不再過度的要求與批判自己，身體才能放鬆下來，自律神經也才可以停止激烈的運作，過高的血壓或過快的心跳，才能跟著緩和下來，不再一直處於備戰狀態。

真實案例 害怕恐懼消失了，痣也消失了

每個人身上或多或少都會有痣，由於大多數的痣不痛不癢，只要不是太明顯，也不會是什麼大問題，所以很少人會特別關注自己身上的痣。或許有愛美的人覺得看著礙眼，會想辦法把痣點掉，但很少有人單純因為長了痣而就醫，因此一直以來我們其實沒有什麼機會處理痣的問題。

卓鈴是第一個因為痣的問題來找我們看診的病人。某天照鏡子時，她發現自己的後頸

怎麼長了好幾個黑痣，擔心自己的身體是不是有什麼狀況。

看了卓鈴的能量場，我問她：「工作上有什麼問題讓你感到不安害怕嗎？」

「前陣子我換了新工作，新老闆是個工作狂，雖然他的要求我都想辦法達成，但是他給我的壓力實在大到不行。」卓鈴臉上的表情好沉重。

「你一直無法面對他，總是習慣用逃避的方式回應他，你一直逃，他就一直想靠近你，因為他想瞭解你到底在做什麼。」

「他要我乖乖坐在位子上，但每次抬頭就看到他一直盯著我，這實在讓我坐立難安。這些壓力讓我最近都睡不好。」卓鈴很苦惱。

「因為你處在極度焦慮不安的狀態，所以睡不好，人愈是想逃避，就愈是感到不安，你可以跟老闆說：『你要我做的我都會好好做，我會完成你交代的事情，但請給我一些時間和空間，工作有進度，我會主動回報。』」

「其實我老闆是個溫暖的人。」卓鈴心裡明白。

「是的，只是你要跟好好跟他溝通。」

「其實我有跟他說：『老闆，你一直盯著我，讓我壓力很大！』」

「這是抱怨，不是溝通。你可以試著告訴他：『謝謝您關心我的工作狀況，但我比較不習慣一直被盯著看，這會讓我很緊張，反而無法把事情做好。我是一個負責任的人，如果您有需要的話，我很樂意主動跟您回報。』」

「但是他會變來變去，一下子這樣，一下子又那樣，我也會因此覺得惶恐。」

「世間的事，本來就是會變來變去，更何況是人的想法，只要跟老闆確認清楚他的目標，告訴自己勇敢的去面對，讓自己專注在當下，就會忘記害怕了。變化不是問題，他變我們就跟著變，但如果一味逃避，又想東想西，結果只會更擔心、更不安。」我一邊處理卓鈴的情緒能量，一邊跟她說。

「嗯，這個想法會讓我比較放鬆，我可以試試看。」卓鈴的凝重表情終於緩和下來。

過了一個禮拜之後，卓鈴寄來幾張照片（請參見下頁QR code），她說：「我的痣全部都消失了，真神奇！」

皮膚的問題是表象，真正反映的是身體五臟六腑的情況，無論是皮膚癌，或是讓醫師最頭痛，極度難以對治的黑色素瘤，其實都跟個人內在問題有關，光從表面去診治，效果往往很有限。卓鈴的案例讓我們瞭解，要處理皮表的問題，還是要從內在的問題著手。

不同部位的皮膚長出來的痣，各有不同的背後因素，如果發現自己無緣無故冒出很多痣，一定要好好去瞭解背後的原因，看看五臟六腑是否出現什麼問題。

本著《黃帝內經》所強調「上醫治未病」的精神，希望幫助受檢者及早發現問題，及早處理修復，我們在「心能量管理中心」提供能量健檢服務，觀察審視受檢者的經絡、脈輪、奇經八脈等能量場是否出現偏差。在問題還算輕微時，如果能著手解決，就能避免持續惡化。一旦問題累積到造成身體臟腑病變，對治的難度就會大幅升高。

關於「害怕不安的痣」，「許瑞云醫師身心靈養生法」臉書粉絲頁與部落格刊有治療歷程中痣逐步消失的照片紀錄。

6 心血管疾病

血管阻塞或破裂出血等病症，多數是突然急性發生，通常有十分明確的症狀，往往會造成器官功能損傷，在醫療上經常將這些危急或失能的發病過程稱為「血管事件」。包括臺灣在內的許多先進國家，例年來統計國民十大死因中，與心血管相關的疾病經常占了三分之一以上，也就是說大約每三個死亡案例，就有一個是死於心臟或腦血管相關疾病。

所謂的「三高」——高血壓、糖尿病、高血脂，以及心肌梗塞、出血性腦中風、缺血性腦中風、慢性腎臟病等，是最常見的血管硬化或血管壁損傷相關疾病。如果能夠好好維護血管健康，就能大幅降低身體重大損傷或失能的可能性。

平日維持血壓、血糖與血脂的正常值，是確保血管健康很重要的基本功。此外，血壓的測量與記錄，血糖、肝功能、腎功能、總膽固醇、血球計數、三酸甘油脂、甲狀腺功能、糖化血色素、高密度脂蛋白膽固醇、低密度脂蛋白膽固醇等例行健康篩檢中的血液測驗，亦有其必要。一旦發現異常，就應諮詢專業醫師，從體重、飲食、運動、壓力等面向進行調整，來幫助緩和血管變動速度，進而降低血管事件的發生。

此外，抽菸和血管壁損傷具有高度相關性，除了自己不抽菸，也要盡量避開二手菸。從能量場觀察，多數有菸癮的人，背後經常顯示與重要關係失去連結，所以要成功戒菸，就要去看到個案的背後有什麼推動力，導致「成癮」的症狀發生。

其實，三高或是血管損傷是可以逆轉的，我們在臨床上有許多高血壓、糖尿病患者，甚至是供應大腦血流的頸動脈高度狹窄個案，在適當的控制體重、調整飲食、減輕壓力，並且將導致疾病的糾結心念鬆解之後，都有成功逆轉的例子。他們有的已經不再需要長期依賴藥物控制，也能夠維持正常的血壓、血糖與血脂。

想要調整身體、維護心血管健康、避免血管結構發生改變，首要是做好日常飲食控制。身體各種器官的組成原料，絕大多數來自我們每天吃進肚子裡的東西，如果攝取的營養成分不足，就會影響身體細胞與器官的功能維持，但如果吃進太多垃圾食物，就容易損害身體，迫使身體耗費許多能量，來代謝或排除我們吃進來對身體無益或有害的食物。

因此要確保身體健康，最基本的要求就是重視營養攝取與食物品質，因為每一口我們吃進身體的食物，都要經過胃和腸道加以消化、吸收營養，然後排泄掉無法利用的殘物。從進食、消化、吸收到代謝，是一連串身體與我們所攝取的食物之間取得平衡的動態過程，無論是吃得太多、太少，或是某些物質攝取過剩或不足，身體都會加以反應，讓我們知道如何調整，進而維持健康。

真實案例 常常不安、生悶氣，三高降不下來

盈娣發現自己有血糖過高的問題已經快十年了，但今年測到糖化血色素高達九點多，比正常值四到五．六要高出許多，這才讓她決心按照醫囑服藥，只是吃了幾個月的藥，不但血糖沒有明顯下降，就連膽固醇也一樣居高不下，讓盈娣煩惱不已，才會來我的診間。

看了盈娣的能量場，我跟她說：「你的血糖跟膽固醇過高，都是源自同一個問題，兩者息息相關，所以只要調整了其中一個，另一個也會跟著改善。你的問題在於太容易感到不安，又容易操煩，擔心先生、擔心孩子，什麼事在你眼中都是煩惱。因為你對他們的不安和擔心太強烈，所以會忍不住想要控制他們，但無論是誰都不喜歡聽人嘮叨或是被人控制，所以他們很難乖乖聽你的話，自然會跟你唱反調。又因為他們不聽你的話，你就自顧自的生起氣來，結果導致肝膽能量堵塞。你夜尿頻繁的問題，也跟不安有關，因為強烈的不安全感導致膀胱經變得衰弱，才會一直想跑廁所。你是從什麼時候開始處於極度不安的狀態呢？」

「其實從我結婚開始，就常常覺得緊張不安。我們家氣氛比較嚴肅，很難讓人放鬆。大

兒子畢業後，我先生又是威脅、又是利誘，要他留在家裡的公司幫忙，除了再三強調外頭薪水低得離譜，還說家裡公司需要人手，身為長子責無旁貸。先生和原生家庭的感情很疏離，我公婆一向不太管小孩，所以先生很希望能跟孩子親密一些，才會總想著把小孩綁在身邊，以免像他們家那樣，家人之間的感情很淡薄。可是我的爸媽從小就對小孩管很多、管很嚴，總讓我覺得喘不過氣來，當了媽媽之後，我很希望多給孩子一些自由，讓他們有更多選擇。我們夫妻在教養上的觀念很不相同，三不五時就會為了孩子的管教問題吵架。」

「只要你們夫妻能夠處得好，孩子就會比較安定，不管他們選擇在家裡的公司上班，或是去外面工作都會很ＯＫ。現在請你跟著我一起對先生說：『親愛的老公，我們的想法不同，你的父母都放任不管孩子，所以你跟父母親很疏離，特別渴望親密感，希望孩子能多留在身邊，好跟孩子的連結緊密一些，但我的父母從小就管我管得太緊，我很想讓孩子多一些自由，因為那是我從來沒有，一直很渴望能夠得到的。雖然我們的想法不同，但我願意尊重你的做法，像你這樣也很好。』一旦你願意接受先生的做法，你才不會因為跟他觀念不同而氣出一身病。」我跟盈娣說。

「是啊，我也很希望能夠輕鬆一點看待，不過先生有些觀念我真的看不下去。」盈娣忍不住猛搖頭。

「你們來自截然不同的家庭，自然對很多事會有不同的見解和做法，不過他的方法沒有錯，你的也沒錯，只是你們過去的經驗不一樣，所以看事情的角度不同。其實你們家現在這樣很好，四個孩子中，有兩個在家工作，另外兩個去外面工作，一半回應先生的期待，一半按照你的方式，這樣很好啊。」我跟盈娣說。

「我知道其實沒有什麼大問題，都是我自己太愛操煩，我甚至還會擔心身為父母，如果一句話或一個動作不小心，萬一給孩子造成什麼不好的影響，那就不好了。但先生老是覺得無所謂，要我不要那麼戰戰兢兢。」盈娣一臉不放心。

「孩子哪有那麼脆弱，面對困境、衝突，甚至傷害，其實都是孩子學習成長的契機與過程，你不需要那麼擔心。」

「是啊，有時候我會告訴自己，一切都是孩子自己的人生劇本，可是只要看到他們受傷，我還是會很懊惱……」

「不用懊惱，只要祝福他們就好了，人生沒有絕對的對或錯，每種經歷和體驗都是很好的探索過程。只要你跟先生彼此尊重，不因教養觀念不同而常常吵架，孩子自然就會跟著安定下來。」

「可是我對我先生很不滿，他整天滑手機，還說要凝聚家庭向心力，但根本光說不做，我只是沒有明講，但心裡很氣！」盈娣講得很激動。

「你要用對方法去溝通，如果不希望先生一直滑手機，就要懂得用關心、好奇、同理的方式，好好跟他溝通。」

「我雖然知道，但實在做不到，看他這樣，我除了生悶氣，根本沒有別的方法。」盈娣看起來很無助。

「當先生在滑手機時，你都怎麼跟他表達你的感受？」我問盈娣。

「我會跟他說：『你怎麼每天都躲在手機裡面？』、『你都不理我們。』或是『可以不要把螢幕隔在我們中間嗎？』」

「你要不要試試看說出單純的事實，不要添加任何形容詞，尤其不可以帶著指責，也不要用『都』這個字，像是：『你每天都躲在手機裡面』這種說法就不太好，因為這並不是事實，畢竟沒有人會二十四小時都在使用手機。也許可以改成：『我注意到你看著手機半小時了。我有點寂寞，想跟你聊天（或散步），現在方便嗎？』這句話純然的描述事實、感受和期待，然後直接提出要求，沒有任何形容詞，或是帶有指責的意味。比起說：『你都不理我們』，或是『你都不好好營造家庭氣氛』的氣話，單純的事實描述比較容易讓人接受，進而知道可以如何改變，如果老是用形容詞或是帶著指責的方式說話，就會讓人很想逃離。」我跟盈娣說。

盈娣第一步要學習的是如何不帶指責的講出事實；第二步則是講出自己的感受，例如「我覺得寂寞、我覺得生氣、我覺得難過……」，直接表達自己的感受，而不是用「你讓我孤獨、你讓我傷心、你讓我生氣……」這樣模糊的用詞來溝通。剛開始練習用「我覺得」、「我感受到」這種不帶指責意味的方式溝通時，可能會很不習慣，因為我們太習慣用對話來宣洩不滿；第三步則是試著提出明確的請求，例如「我很希望跟你一起坐下來聊天」，而不是「你都不陪我講話！」這種語帶指責又指令不明確的陳述，會讓對方不知所措，反而容易築起自我防禦的對抗態度。

有效的請求往往指令明確清楚，像是「我希望你和我牽手去公園散步半小時」，或是「我希望和你一起看場電影」，盡可能把自己的需要和請求，清楚明白的表達出來，如此一來，我們既不是在批判對方，對方也可以明確知道該怎麼做，比起「你都不好好營造家庭氣氛」這種既不明確又語帶指責的溝通方式要來得有效。

「我一直都不太會表達，我覺得就算說了他也聽不懂，所以老是自己一個人生悶氣。」

「來，跟我練習看看『我知道你希望我們家更有凝聚力，我也是，讓我們一起想想辦法。要不然當孩子們下課回家，吃完晚飯後，我們全家人可以一起聊聊天，時間不需要太長，大約十五到三十分鐘就夠了，講一講今天各自發生了什麼事，你有很多經驗可以跟孩子分享，也可以聽聽孩子最近遇到什麼事，這個提議你覺得好嗎？』你如果用這種方式講，我想你先生就會清楚得多，也比較可能回應你。我們從小受的教育都沒有教我們這些，我們的文化很習慣用指責的方式溝通，所你要先弄懂自己究竟要什麼再提出請求，不然只是自己生悶氣，是一點用也沒有的。」我跟盈娣說。

「我也一直問我自己，到底是怎麼了？為什麼不能和他更接近？他的原生家庭成員之間講話都很衝，我公公也是這樣，所以我先生講話也很衝，一直以來我覺得都是他的問題，可是現在我覺得問題可能也在我自己身上。一直指責他，是無法讓他靠近我的。」盈娣似乎明白了什麼。

我請盈娣和我一起跟先生說：「親愛的老公，我真的很不會表達，我很想跟你有連結，但我的表達往往把你推得更遠，我會好好學習溝通，當我懂得好好說話，我相信你會願意靠近我，這是我的功課，我會努力學習，好好表達。」

我告訴盈娣：「你只是不會好好表達，慢慢學習自然會愈來愈好。你和你先生都觸動了你們在原生家庭所受到的傷害和問題，你們其實是彼此最好的老師。當你開始學習一些新東西，釋放一些舊東西，關係就會慢慢修復改變了。現在你覺得胸口還很悶嗎？」

「咦！我覺得胸口好像被打開了。」盈娣有點驚喜的說。

盈娣的低密度膽固醇原本高達一四七，對糖尿病患來說，低密度膽固醇最好維持在一百以下，不過因為盈娣的高密度膽固醇數值還不錯，三酸甘油脂也可以，所以我建議她可以先調整飲食和生活習慣，然後每天都要練習五分鐘能量運動。

人體的膽固醇數值是變動的，如果希望膽固醇下降，就要保持運動、散步的習慣，並且避免攝取奶油、豬油等動物性飽和脂肪，或是含有酥油、氫化油、人造奶油的甜食。重點在於病人本身必須有意願做出改變，可以給自己設定一個調整的期限，然後定期追蹤，千萬不能長期置之不理，這樣很危險。

其實盈娣的病因有好幾個層次，雖然從小在父母和祖父母的疼愛中長大，但是卻時常目睹阿嬤家暴媽媽，只是因為當時年紀小，只能暗暗擔心害怕，什麼事都做不了，因此累積了不少恐懼的能量。後來幫她把恐懼能量釋放之後，原本暴飲暴食的習慣就跟著不藥而癒。盈娣很努力的學習調整和改變，血糖不斷的降低和減藥，三個月之後，她的血糖值已完全恢復正常，而且可以不必再靠藥物控制血糖。

糖尿病被不少西醫認為應終身服藥，我們診間處理過不少個案，其實只要找出生病的因素和改變飲食生活習慣，大多數都可以很快的不藥而癒。血糖跟生命的不安、擔心有很大的關聯，可以先從這裡去反思，我在擔心什麼？什麼讓我感到不安呢？我可以釋放掉這些擔憂和不安嗎？我可以選擇祝福嗎？

調整心念，改善心血管慢性病

高血壓、糖尿病或其他慢性疾病，使用藥物控制是現代人最常見的治療方式，但病人經常必須終身用藥，如果希望根治，就要想辦法調整身體的內外環境，以及找出造成疾病的背後心念情緒能量。

安撫三焦經是調整能量很好的方式，可以幫助釋放情緒，不妨試著自己練習看看：

心念練習15：釋放情緒練習——安撫三焦經能量運動

- 首先找出可能有關的事件，回想一下自己是從什麼時候開始感到疼痛或不適？期間是否發生了什麼讓自己很有壓力，或是產生強烈情緒的事情。
- 回想的時候如果感受到壓力，很不想去回溯某些事情，可以先跟自己說：「那都已經是過去的事了，我在現在這裡，我很安全，我的生命很安全。」告訴自己：「這是我的功課，我願意勇敢面對。」接受當時很受傷，還產生好多情緒的事實。

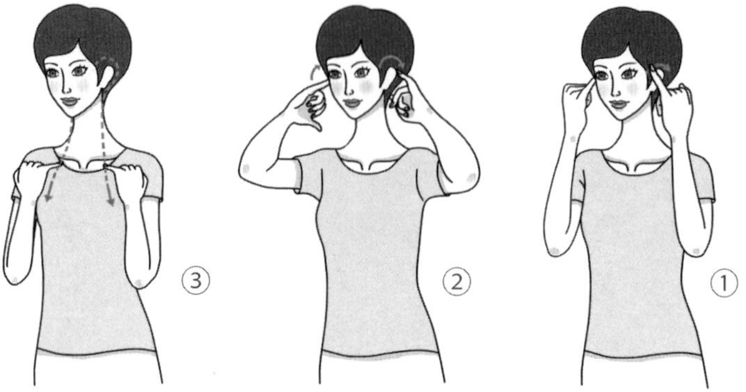

小指往耳後輕輕畫到鎖骨

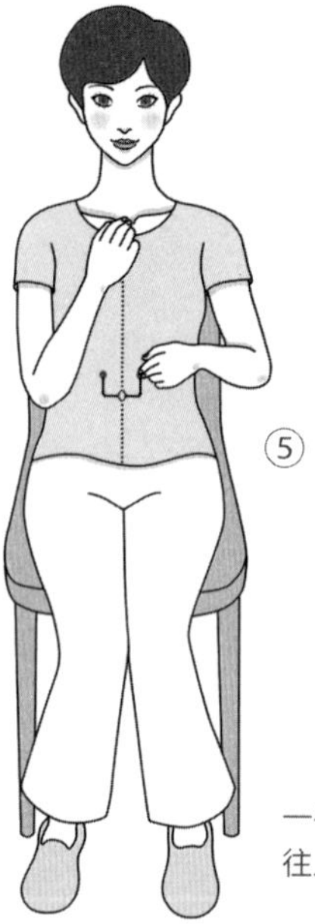

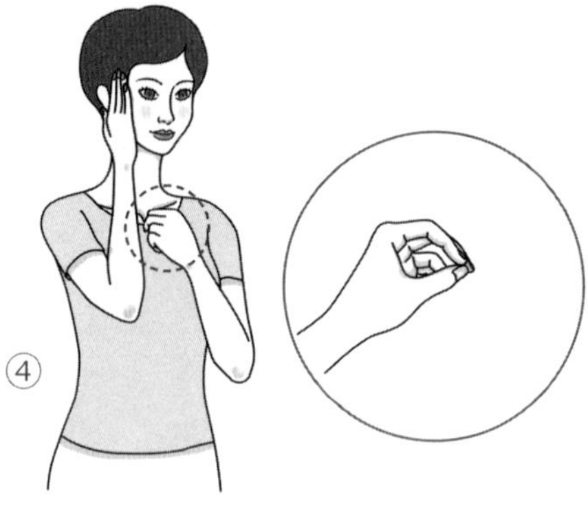

一手食指、中指、無名指放在太陽穴；
另一手拇指、食指、中指放在鎖骨凹陷處

一手放鎖骨，另一手可放在肚臍往外、
往上各一吋的位置

練習 15　安撫三焦經能量運動

- 將雙手小指頭放在太陽穴，往耳後輕輕的畫到鎖骨下，重複幾次。
- 不妨做幾個緩慢的深呼吸，然後讓自己像看電影一樣的去回想事件發生的過程。將右手食指、中指、無名指放在右邊太陽穴（戴眼鏡的人請先取下眼鏡），再將左手拇指、食指、中指聚合一起，放在鎖骨中央上方凹處，就是男生喉結下方位置。
- 一面慢慢呼吸，一面像看電影一樣，回想事件發生的過程。如果事件帶來的情緒讓人難以承受，可以想像自己跟電影銀幕之間保持相當遠的距離。
- 試著緩慢呼吸一到三分鐘，再交換左右手的動作，把右手放在鎖骨中央上方凹處，左手放在左邊太陽穴位置，一樣緩慢的呼吸，直到可以平靜的回想該事件，不再有什麼情緒或感覺為止。
- 也可以一手留在鎖骨的位置，另一手移到肚臍往外一吋、往上一吋的地方，緩慢呼吸，幫助自己的能量安定下來。

釋放情緒練習

更詳盡的關於釋放情緒練習——安撫三焦經能量運動，可參考許瑞云醫師的示範及解說影片，請掃描 QR code，或上網搜尋「釋放情緒練習——安撫三焦經能量運動」。

安撫三焦經釋放情緒之後，也可以試著調整自我心念。靜下心來回想當時的情境，看看自己是否在面對特定的人或事情時，就會有較強烈的感受，如果可以的話，把幾個可能的因素寫下來。留意身體的病痛不適，是在哪些情境出現之後產生的，去找出可能相關的因素。當我們情緒平靜時，直覺也會比較敏銳，這時也比較能看清楚病痛的問題根源。

如果找出可能相關的因素後，請再試著思考，是什麼言語內容或行為感受，讓當時的自己覺得很不舒服。如果能夠看清楚讓自己很難受的言語或行為，那麼就可以確認這些言語行為，是自己需要學習的功課。

特別要提醒情緒類型屬於邏輯型的人，容易有忽略身體感受的傾向，常常無法覺察到身體與內心的感覺，也許可以試著接觸禪修、內觀，幫助與身體連結、覺察身體感受。

過程中如果察覺自己的情緒有浮動，不自主的想要壓抑下來，記得要「允許」自己將這些情緒釋放出來。與記憶連結的情緒通常需要幾次的釋放過程才能逐漸緩和，進而讓內心的糾結能量跟著一點一點鬆開來。

瞭解並釋放當時卡住的情緒，是調整自我心念的初步方向，解開與疾病相關的心結，正是啟動身體修復的關鍵，當內心平和，不再被自己的情緒與記憶困擾時，身體的各個系統才能穩定下來，讓能量恢復平衡，進而修復受損的結構。

從小到大習得的種種資訊被我們儲存在大腦中，決定我們對這個世界的好惡、對錯等觀點。由於內心的渴望往往會產生各種想法與情緒，也會帶來我們與人互動時的各種糾葛、挫折與創傷，所以當我們學著清理過去記憶裡的傷痕，就要一直清理到可以面對、能夠接受，並且不再產生情緒波動，才算是真正修完這門人生功課。

大腦內許多不同時期留下來的情緒與影像記憶，往往相互連結衍生，當某一個糾結的情緒能量從大腦資料庫被釋放出來時，可能連帶的讓其他連結在一起的糾結情緒能量也跟著被釋放，如果一連串的記憶連結都釋放出情緒能量，就能讓大腦整體能量場緩和穩定許多。

不過，要確切找出與身體病痛相關聯的背後動力因素其實並不容易，特別是多年前發生的事件，或是事件與事件層層交錯所造成的能量動力，因此平時多學習覺察情緒浮動時，背後連結了什麼樣的感受情境或往事，有助於找到導致情緒波動進而致病的根源事件。

如果一直找不出生病的根本原因，或是感覺心念無法轉變，又或是身體損傷較為嚴重，建議到「心能量管理中心」進行能量健檢和調整，由專業的能量醫療團隊，協助追溯並且釋放導致情緒與心念糾結的根源。

7 自體免疫疾病

醫學上所謂「自體免疫疾病」的概念，指的是人體免疫系統在攻擊自己，可能引起關節、皮膚、肌肉、黏膜、血管、腸道或分泌腺體等器官產生發炎反應。

大腦是我們身體的主宰，負責發號施令，如果一個人習慣性的強烈自我批判，大腦就跟著會發出「攻擊自己」的訊息，使得人體的免疫系統誤以為身體內部有問題，或是有外敵入侵，於是自動產生防衛抵抗的自體免疫反應。

免疫攻擊源自大腦指令

正常的人體生理反應，是一旦發現身體有損傷、失衡，或是大腦認定有需要修護的地方，就會啟動免疫系統，引發程度不一的發炎反應，幫助身體恢復正常，比如皮膚傷口癒合需要透過發炎反應來清創與修補傷口。

至於要發炎得多厲害，則取決於大腦所感受到的訊息強弱。臨床上看到多數的自體免疫疾病患者，往往有強烈批判自己、攻擊自己的念頭，如果卡住的心念與情緒糾結的程度愈高，發炎的情況就會愈嚴重。

藉由血液檢驗可以發現的「抗細胞核抗體（ANA）」，這是一種異常抗體。人體免疫系統如果認為細胞核的某些結構異常，就會製造對抗這些異常細胞核的抗體；也有一些自體免疫反應是來自「T細胞」、「T淋巴球」這些免疫細胞，當它們將身體某些結構認定為不屬於身體本有的結構時，就會主動攻擊，希望擊退這些「異物」。

例如，中樞神經系統的自體免疫疾病「多發性硬化症」，就是T細胞主動攻擊神經纖維的髓鞘，使得神經無法正常發揮作用，最終導致患者失去身體控制能力的自體免疫疾病。

身體為什麼會出現對抗自體結構的反應？醫學上的推測目前還莫衷一是；但多數都同意與先天基因，以及環境因素、病毒感染等交互作用有關。

臨床上，我們看到自體免疫疾病患者，許多都有自我攻擊與批判自己的心念，總覺得自己不好、差勁，甚至因此生氣，而「生氣」經常是啟動免疫系統下達「發炎」指令的關鍵動力。自我批判的心念會讓免疫系統攻擊這個「不夠好」的自己，因為大腦可能會產生「我不夠好，應該施以懲罰，甚至加以淘汰」的想法。

情志致病，心念如何左右免疫系統

人類大腦反應的情緒有很多種類，東方醫學將情緒概分為喜、怒、憂、思、悲、恐、驚，強調情緒之間彼此促進，卻也相互抑制。在此脈絡下，人體器官以互為表裡的「臟腑」，以及木、火、土、金、水組成「五行」的概念，將肝臟、膽、心臟、小腸、脾臟、胃、肺臟、大腸、腎臟及膀胱等器官分組配對：其中肝、心、脾、肺、腎是為「五臟」，而膽、小腸、胃、大腸、膀胱、三焦則是「六腑」；肝膽屬木、心和小腸屬火、脾胃屬土、肺和大腸屬金、腎和膀胱則屬水。

中醫所謂「情志致病」的觀念，對照木、火、土、金、水五行的情志表現，則為怒、喜、思、憂、恐，所以有「怒傷肝」、「喜傷心」、「思傷脾」、「憂傷肺」、「恐傷腎」的說法。臨床上，我們也的確看到生氣、憤怒的能量與肝膽疾病有關聯；情緒激烈起伏對心臟、小腸，以及心包經、三焦經帶來負面影響；過度擔心、煩惱，在脾臟和胃造成傷害；還有悲傷、內疚引發肺部、大腸的疾病；恐懼、害怕讓腎臟、膀胱系統產生巨大負擔。

我們在臨床上看到的個案，經常呈現更為複雜、幽微的情緒能量狀態。一個人成長學習過程中，會不斷產生心念情緒與身體器官的交錯影響；每個人以獨有的生命經驗，透過大腦詮釋與反應，讓擔憂、煩惱、悲傷、內疚、害怕、不安、生氣、憤怒、壓力、驚嚇等不同情緒互相交疊串連，形成一個又一個情緒迴圈、錯綜複雜的心念情緒；若是帶著這些內在情緒，一旦誘發強烈情緒的事件出現，五臟六腑就會受到極大的衝擊，進而造成器官損傷，埋下日後致病的因子。

五行的生剋觀念以及與臟腑之間的關聯，我們在前一本著作《心念自癒力》有詳細的探討，需要的話可以參看。

大腦的心念思維與身體特定器官損傷的關聯極為複雜，知名的身心靈作家露易絲．賀(Louise L. Hay)曾經提到，臨床經驗中有關腦部或中樞神經系統的損傷，如腦腫瘤、多發性硬化症等疾病，經常與思想僵化、缺乏彈性、頑固的信念、鋼鐵般的意志、拒絕改變既有心理模式等有關，這些也就是佛學中所謂的「執念」。

佛學中的「我執」，是大多數人都需要學習的人生課題，不過度執著自我認定的好壞對錯，保持彈性與開放的態度，是讓身體不會負擔過重的好方法，也是我們重要的學習方向。

從大腦的思維運作與能量流動的角度來看，頑固、堅忍、缺乏彈性，會在大腦複雜的神經網路中，與特定固有思維模式相關的神經細胞群或神經纖維通路，形成不可改變也不能調整的能量場，一旦遇到挫折或衝擊，大腦還堅持相同的運作模式，無法及時彈性調整，就會讓大腦承受極大的負擔，甚至造成損傷，異常的腦細胞就可能增生擴大。

這邊教大家幾個活化思維彈性的好方法，以及掃帶脈能量運動。

身心是一體的，帶脈連結我們的上半身跟下半身的能量和資訊，包括我們的脈輪資訊。記得天天掃帶脈，保持身心平衡健康。

心念練習16：活化思維彈性練習——掃帶脈能量運動

- 多看別人對的地方和自己錯的地方，人往往很難看到自己錯的地方。
- 多聽別人的意見和想法多瞭解別人的角度，看事情更全面。
- 多看對身心有益的書籍，增廣見聞。
- 人體有一條帶脈，延著肚子繞一圈，是連結我們上半身和下半身很重要的樞紐，很多人帶脈不通，容易大腹便便，建議參考圖片及影片，多做掃帶脈能量運動，保持帶脈通暢，有助於身心平衡健康。

活化思維彈性練習

更詳盡的活化思維彈性練習——掃帶脈能量運動，可參考許瑞云醫師的示範及解說影片，請掃描 QR code，或上網搜尋「活化思維彈性練習——掃帶脈能量運動」。

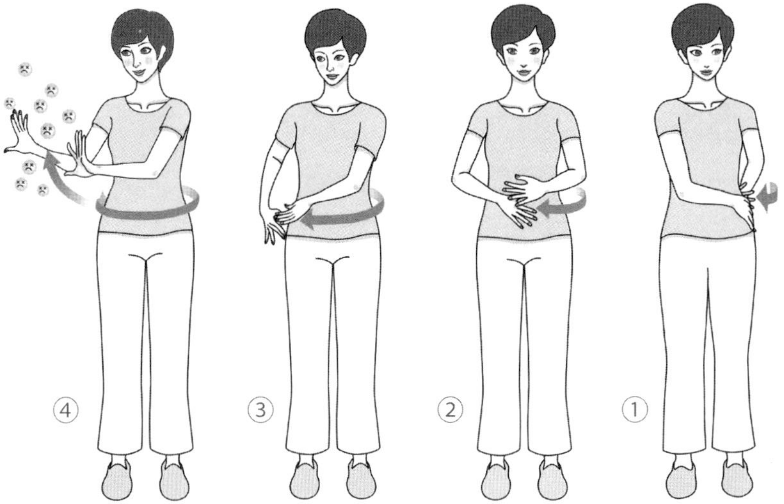

雙手沿著帶脈單一方向掃一圈，盡量掃到後腰，再往外拉出去，做幾次後換另一個方向

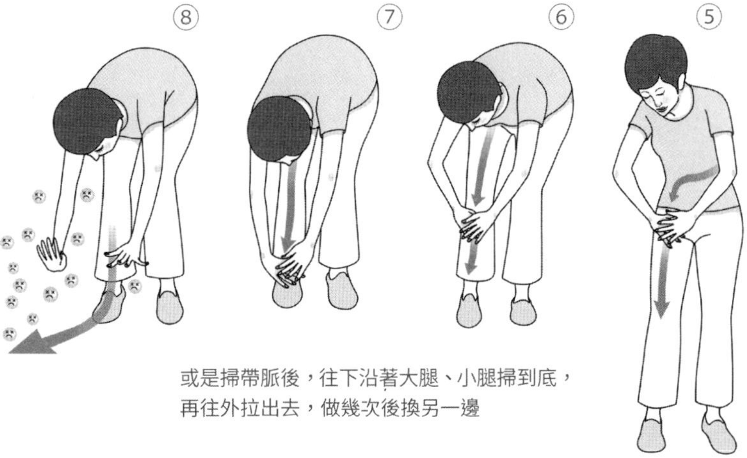

或是掃帶脈後，往下沿著大腿、小腿掃到底，
再往外拉出去，做幾次後換另一邊

練習 16　掃帶脈能量運動

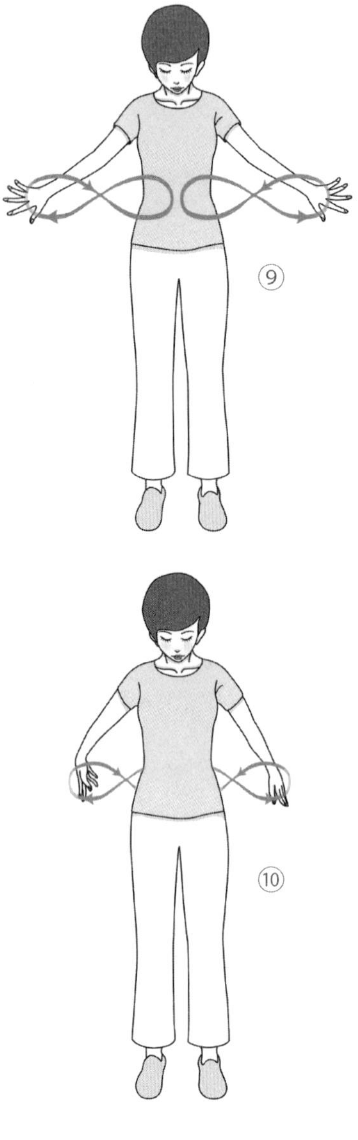

掃完帶脈之後，可在腹部前後用雙手重複畫無限符號

免疫系統的穩定，心念決定

同一種微生物所引起的感染，在不同的人身上可能出現截然不同的免疫反應。根據多年的臨床經驗，我們的確看到許多病人在緩解與疾病有關的心念後，頑疾得以逆轉痊癒，身體恢復健康，因此更加確定心念在人體健康所扮演的重要角色。

當一個人的心念和諧，身體營養均衡，免疫系統自然會跟著穩定許多。只要心念平和，身體所需的營養充足且完整，通常就不易感冒、很少病痛，即使有病毒或外來微生物進入身體，免疫系統也能適當反應，很快產生抗體，讓我們恢復健康狀態。

如果總是心念浮動劇烈的人，比如有許多批判、不滿，常怒氣沖沖，身體的免疫反應就會跟著不穩定；而倘若是過度勞累、壓力過大，大腦很難有足夠的休息，此時即使攝取的營養足夠，身體的免疫系統還是很可能會出現調控不當的過激反應，比如免疫系統有可能一口氣清除掉體內所有微生物，結果雖然入侵身體的微生物被消滅了，但身體也付出很大的代價，嚴重的話甚至可能危急生命。當年的「嚴重急性呼吸道症候群（SARS）」與如今的「新冠肺炎（COVID-19）」，許多感染者都是因為免疫系統的反應過於激烈，最終導致肺部嚴重纖維化而不幸成為重症，甚至因此喪命。

一個人的心念如果充斥著悲觀的想法與恐懼不安的情緒時，免疫系統就會處於非常低落的狀態，難以發揮應有的作用。要是心念或潛意識抱著「我活得很累」或是「真不想活了」的念頭，大腦甚至會整個當機關閉。這時要是有外來微生物入侵，因為大腦無法啟動身體的免疫系統，身體的抵抗力很弱，即使是輕微的症狀，都可能一不小心惡化，使得外來的微生物得以輕易的在體內擴散，造成比如菌血症、病毒血症等可能危及生命的嚴重問題。類似的情況，也包括體內本來就存在的癌細胞，可能會趁機快速增生擴大。

逆轉自體免疫的攻擊

前面幾章我們提到，身體健康取決於每日損傷與修復的平衡，而免疫系統幾乎參與所有人體的修復過程。「發炎」就是免疫系統作用的象徵，也就是病理檢查中所謂「免疫細胞聚集在身體組織部位」的現象。

一般情況下，醫學上認為正常的發炎情況，是人體出現外傷傷口、感冒、細菌感染，或其他傳染性疾病，還有包括胃炎、胃潰瘍、胃或十二指腸出血、胃食道逆流或是腫瘤等。這些雖然都被視為不同疾病，但這些所謂的「疾病」在顯微鏡下看到的反應，就跟發炎反應沒有兩樣。

以胃潰瘍為例，胃酸分泌增加、胃黏膜保護力減弱及幽門桿菌感染三大因素，被認為是胃潰瘍的主要成因。醫師時常開立強力抑制胃酸的藥物或是抗生素來對治胃潰瘍，但是，卡住的心念會讓病人因為念頭的迴圈，焦慮、緊張、擔心、生氣等情緒一再出現，促使交感神經及內分泌系統過度運作，壓力荷爾蒙上升，胃酸分泌得更厲害，導致胃部激烈收縮，出現胃痛、胃發炎、胃痙攣等不適症狀。惡性循環的結果，讓病人更加焦慮，胃部長時間發炎，胃壁受損、潰瘍、出血，更難痊癒。

也因此，如果要根治胃潰瘍，不能只依靠抑制胃酸分泌、強化胃黏膜保護力，或是消除幽門桿菌。臨床經驗上看到，更重要的還是要找出病人卡住的心念與情緒，加以緩解，才能真正治好胃潰瘍。

要緩和免疫系統過度運作，就要找出身體持續發炎的背後原因。為什麼我們的大腦會這麼頻繁的啟動免疫系統？究竟是感受到什麼樣的壓力，或是在擔心或在乎什麼人或什麼事，使得身體無法放鬆下來？弄清楚內在成因，才能得知為何免疫系統會產生過激反應。

看清楚自己的心念、感受及情緒運作過程後，接下來就要學習面對這些情境引起的心念浮動、情緒糾結。

問問自己：我可以接受自己有這樣的情緒嗎？如果無法接受，原因是什麼呢？我知道自己可以有不同的情緒反應嗎？如果知道的話，是否願意選擇不同的反應呢？

當我們愈瞭解自己，就愈能夠自我調適，愈知道自己在乎什麼，就愈有機會接受自己對這些情境的在乎。

一旦能夠接受自己，慢慢的就能減輕身體承受的衝擊與損傷，自體免疫攻擊引起的發炎反應，也會跟著減輕下來。

六十二歲的美淑心跳一向偏快，三年前因為兩腳血管莫名有出血情形，就醫後被確診為自體免疫疾病，至今已經三年多。美淑說每次發作時皮膚會變紅，但沒有明顯痛感，原本還以為是小時候腳曾經被火灼傷的關係，當時嚴重到皮膚都壞死變黑，後來還是靠著塗牛糞的民俗療法才讓黑皮自然脫落。

從能量場上看到，美淑的皮膚第一層卡住的能量，是因為對媽媽有著傷心的情緒，我問美淑：「媽媽還在嗎？和媽媽的關係如何？」

「媽媽已經不在，她過世三十幾年了。」美淑說。

「你皮膚第一層的能量卡在對媽媽的傷心，怎麼了呢？」我問。

「我是家中八個孩子中最小的，但我大哥、二哥在結婚之後，就放著媽媽不管，都是我和二姊在照顧媽媽，當時只要媽媽住院，就是我要負責看顧，我如果抽不出身，媽媽就沒人照顧，這讓我很傷心。可是媽媽的脾氣也不好，好幾次因為哥哥、姊姊對媽媽不理不睬，媽媽難過得離家出走，當時我想跟她一起走，她卻又把我推開，這讓我更傷心了。我從小就一直擔心媽媽生病的事，我很怕她生病、怕她會離開我們。」美淑一邊說一邊哭得像個孩子一樣。

我請美淑跟著我一起對媽媽說：「謝謝媽媽的生養之恩，您生那麼多孩子，又要照顧那麼多孩子，真的很不容易，我只生兩個就已經很受不了，媽媽您辛苦了。我一輩子都想要得到您的愛，但對您的情感又很矛盾，我很愛您，想靠近您，但您因為太過辛勞，情緒一直很不穩定，有時候又會讓我想要躲開。媽媽謝謝您，您是好媽媽，我也是好女兒，因為我知道我已經盡力了，請媽媽祝福我，謝謝媽媽。」

接著我又跟美淑說：「我們跟媽媽的相處模式，很容易會延續到婆婆身上，你跟婆婆的相處也是卡住了。你婆婆喜歡跟著你，但你卻感到很焦慮，想著要逃離，為什麼呢？」

「我婆婆已經跟我們一起住了三十幾年，今年九十三歲的她，不但身體很健康，還能煮飯做菜，頭腦清楚，講話也超厲害的。」美淑又是佩服，又是肅然的表情。

「你婆婆喜歡跟著你，但你都用逃避的方式回應，你得要學習面對她才行。」我說。

「我有點怕她，以前我習慣乖乖聽話，但現在她講什麼，如果我不同意的話，我會稍微反抗一下。」

「其實你只需要心平氣和的跟婆婆溝通就好，可以學習如何帶著愛說『不』。讓我們一起跟婆婆說：『親愛的媽媽，很謝謝您幫我們煮吃的，您是好媽媽，我們也願意尊重您，但我們都是大人了，會有自己的想法和做法，您可以做自己的決定，請您也尊重我的決定，允許我也決定我自己的事，謝謝媽媽。』可以跟婆婆保持一點距離，但該面對她的時候，還是要去面對，逃避是沒有用的。」

「我婆婆總是一直唸一直唸，唸到我都受不了，像是很愛嫌我煮那麼多菜沒人要吃，可是每次大家吃完後，桌上的菜根本就沒剩下多少。」美淑有些抱怨。

「下次可以試著跟婆婆說：『謝謝媽媽的提醒，因為週末孩子們都會回家，所以我會準備多一點菜餚，但下次我會留意，不要煮太多。這樣就不需要勉強大家多吃幾口了。』就這樣告訴你婆婆就好了，什麼都不講，只是生悶氣的話，家人是很難彼此瞭解的，何況生悶氣也無法讓她停止唸你。」

「可是我很受不了，因為她看到的根本不是事實。」美淑覺得很冤枉。

「如果你不希望她一直叨唸，那你就要學會溝通，跟她說：『媽媽你說的有道理，下次我會留意。媽媽準備的飯菜，份量都控制得很好，真厲害！』這樣說的話，她聽了反而不會唸，如果你只是一直辯解或一直躲避，她反而會繼續唸。其實，廚房原本是婆婆的天下，是她的地盤，現在被你所用，她自然會有一點點失落感，這是很正常的反應，每個人都希望自己被需要，婆婆因為年紀大了，會擔心自己沒用了，不再被需要，所以要讓她有付出的幸福感才好。何況婆婆可能很惜福，所以不希望浪費剩菜，總是會努力幫忙把剩菜吃掉，因此才會抱怨。」

「可是，有時候我真的講不出這些話。有時提醒她天氣涼了，要她多加件衣服，她不開心；綠燈時要扶著她過馬路，她也不開心……」

「她不喜歡被提醒她已經很老了，也不喜歡被晚輩管，所以你只要經常肯定你婆婆，稱讚她身體很好，聲音宏亮而且中氣十足，她就會開心了。現在你腳的能量看起來比較順暢了，你要不要動動看腳的皮膚有沒有鬆開來的感覺。」

「有比較輕鬆了！」美淑動了一下雙腳，露出放鬆的笑容。

「你在女性長輩面前，容易壓抑自己，所以要練習表達，不然你會容易卡住委屈難過的情緒能量。就算一開始沒有辦法很自在的跟長輩說話，但只要練習看看，先謝謝她們的關心或提醒，告訴她們你下次會小心。這樣一句話就夠了，當她們知道你已經聽到她們的意見後，她們就不需要繼續叨唸了。要別人停止叨唸最好的方式，就是尊重對方的意見，至於別人的批評可以不用放在心上，只要在心裡還給對方就好。」

「這可能也是我笑不出來的原因。」美淑總是很在意旁人的眼光和意見。

「是啊，別人只是不經意的說幾句話，你卻老是揪住不放，不斷的拿那幾句話來折磨自己，還傷害了自己的身體，真的要多練習不把別人的批評放在心上。」

一個多月後，美淑來信告知，原本改善了不少，但前陣子她的腳又開始長出紅點，她想不如先觀察一陣子再說，現在的她偶爾還是會情緒波動，但是經過調整後，往往很快就可以平復，跟婆婆的關係也有改善，除了每次覺得她的口氣很衝，心裡有點不舒服外，其他面向或多或少都變得比較好。

三個月後美淑再去醫院免疫科回診，檢查結果她的發炎指數降低了一半以上，比起之前的狀況改善很多，就連腎臟的過濾率也有所提升。雖然狀況起起伏伏，但是她很有信心，也繼續每天做五分鐘能量運動，隨時注意心念、調整心念，相信可以慢慢把健康找回來。

皮膚的問題很多都是卡住傷心、內疚、委屈的能量，只有處理這些情緒，皮膚的問題才會修復。人在成長過程中習得的對錯、好壞價值，接收到的各種讚美或批評，形塑了我們面對不同人事物時的判斷標準，這經常也是深植在大腦內的所謂「信念」。而人類大腦的心念活動，多數時間都處於快速浮動的狀態，臨床經驗上看到身體免疫系統自我攻擊的背後推動力，往往是病患習慣性強烈的批判、貶低、攻擊自己，所以要改善甚至治癒自體免疫疾病的話，最重要的就是做到「不再自我攻擊」，除了學著在自己又有自我批判的念頭時有所覺察，更要學著肯定、欣賞自己，還要記得常常自我提醒：每個當下的自己，都是最好的自己。

8 癌症

惡性腫瘤與心血管疾病，都是可能造成人體嚴重損傷且致死率高的重大疾病，長年居於國人的十大死因前幾位。在臺灣，不到五分鐘就會新增一名癌症患者，乳癌、肺癌、肝癌、大腸癌、口腔癌、甲狀腺癌、男性攝護腺癌或女性子宮頸癌及卵巢癌等，都是國人常見的癌症，其中又以肺癌、大腸癌、女性乳癌占比最高。

臨床經驗得知肺癌、大腸癌與皮膚癌患者，常背負著無法釋放的悲傷或內疚情緒，甚至有想離開人世的念頭；而女性乳癌、子宮頸癌或卵巢癌，則常與伴侶關係或原生家庭的課題有關，背後往往充斥著被背叛的怨恨與憤怒，或是沒有被看到、被愛或被滋養的難過、悲傷與委屈。

能量場我們看到惡性腫瘤背後往往由「怨恨」心念所主導，「怨」是帶有責備、怪罪意涵的念頭，而「恨」則是因為感覺受傷而生出敵意、想報復的心情。

曾看過有不少一期或二期癌症的病人，一直好不了的原因是內在隱藏著「不是很想恢復健康」的意念。

很多人不禁懷疑，病人怎麼可能會不想康復呢？事實是因為有些人會眷戀生病所帶來的很多好處，例如被家人關心、呵護，或是可以逃避本來應負的責任，又或者可以讓家人乖乖聽話等種種出乎意料的好處，因為內在還滿享受生病所帶來的「收穫」，潛意識不會真的想要痊癒。

如果生病一直好不了，不妨試著問自己：「如果病好了，但我失去家人的關注，還要重新扛起責任，這樣我願意嗎？」只要誠實以對，就會聽到內在的答案。

診間也看過不少末期癌症患者，內心覺得人活著實在太辛苦，缺乏活下去的動力，甚至潛意識帶著很強烈想要離開世間的意念。這樣的狀況下，我們跟身體所有細胞下的指令就會是邁向死亡，而身體往往會如我們所願。也許可以問問自己：「我真的想要活下來嗎？還是為了別人我才不得不活下來呢？我活著的動力和意義是什麼？我如何可以為自己活呢？」人只有自己真正想活，才會有活下來的動力。

從心念與情緒的角度來看，許多壓抑、無法釋放的情緒，包括內心的糾結、難過、委屈、憤怒、強烈的怨念、低自尊與低落的生存動力……，在在都會影響身體的修復過程，也可能改變細胞核的基因開關，擴大了癌基因的生長空間。

幫助細胞往好的方向生長

人類的身體約由數十兆個細胞所構成。正常的身體細胞會自然代謝，一旦細胞受損，身體就會啟動細胞修復再生，重新長出健康的新細胞。

隨著人體老化，加上不同細胞有不同的生命週期，細胞修復的過程中，每天都有可能出現一些未能完整修復或是基因、染色體出現錯誤的細胞。而這些老化失能的細胞，或者製造過程中出錯致使無法穩定執行功能的細胞，可能會不受管控的無限複製，當身體難以負荷時，人體就會啟動免疫系統予以清除。

今日最先進的醫療儀器影像檢查，所能照到的最小病灶約為直徑一到五公釐，相當於一顆芝麻粒的大小，但僅是芝麻大小的病灶裡，就有數十萬、甚至數百萬個癌細胞，也就是說，在影像儀器還檢查不到的時候，癌細胞可能早就已經生長多時。

最初的癌病灶，在人體中會朝向被免疫系統抑制、清除或持續擴大兩方向發展，而往哪一個方向發展的關鍵，取決於免疫系統功能，與促進癌細胞生長的刺激因素，這兩者之間的交互動態關係。

倘若一個人的免疫系統受到影響或抑制，就容易給癌細胞滋生的機會。影響個人身心負擔的，包括飲食、作息、用藥、壓力、環境傷害以及心念情緒等因素，都會影響免疫系統的穩定。也就是說，體內累積愈多環境垃圾時，愈容易增加細胞核內的基因突變機率，細胞也就愈容易損傷、不易修復，產生癌細胞的機會大增；這些體內垃圾，除了我們在本書前幾章提到的，可能來自進入身體的日常飲食等，另一個重要的管道，則是個人內在累積的糾結心念與情緒。

從惡性腫瘤的臨床案例來看，許多個案是因為重要親人離世後，持續處在極度悲傷、難過的情緒中，潛意識抱持著「活著實在太痛苦了」或「我想跟著離開」等念頭，使得大腦下達自我破壞的指令，讓免疫系統與全身器官的細胞跟著執行「結束生命」的動作。

如果腫瘤持續擴大，代表助長癌細胞的因素仍然存在，而且作用大過免疫系統辨識並清除腫瘤細胞的能力。如果希望腫瘤不再持續擴大，就要去除助長癌細胞的因素，減少讓免疫系統不穩定的因素。除了飲食、作息、用藥、壓力及環境傷害等具體外在因素的改善外，去找出自己內心糾結的情緒與卡住的心念，加以解除釋放，更是不可忽略的要務。但要能敏銳的覺察自我內在與情緒感受的浮動並不容易，透過靜心、禪修或內觀，或來我們的心能量管理中心諮商都是不錯的方法。

事實上，不靠手術或藥物來處理惡性腫瘤，還是有治癒的可能。我們診間就治療過好幾位被宣判為癌末、只剩幾個月的病人，但如今已經過了好幾年，他們也都活得好好的，所有的癌症相關檢查也很正常。當然並非所有人都可以做到，原因在於病人自己要能夠看到致癌的關鍵因素，願意調整心念，釋放那些卡住已久的情緒能量。雖然當癌症日漸擴散，病情愈發嚴重時，要做到解除情緒糾結、讓病情逆轉，難度就會更高，但也並不是絕對不可能。

臨床經驗中看到平時有修心、修行習慣的人，愈能夠覺察自己的內心活動，進而順利轉動並釋放糾結情緒，自然身體恢復的也會愈快。

曾經有過一位罹患乳癌第三期的修行人，癌細胞已經轉移侵犯淋巴結，但當她找出致癌的動力源頭，很快的轉動心念後，不到兩個月的時間，腫塊就明顯縮小，透過乳房攝影檢查只剩下綠豆大的白點，將白點切除化驗後，發現已無腫瘤細胞殘留。

身體的病痛，無論是癌症、痛風、高血壓、糖尿病、腎臟病等各種慢性病或頑固疼痛，都是個人的功課，想要恢復健康，就要去看到導致這些疾病的源頭。

我們的大腦與身體各個器官，分分秒秒都持續互動聯繫、傳遞訊息，這其中可能有大腦收到器官訊息後的回應，也可能有大腦要幫助器官修復的訊息。但也有許多情況是，卡在大腦的想法、念頭與糾結的情緒，產生各種強力電流、神經訊息，不斷連結到身體的各個器官，最終形成惡疾。也因此疾病是果，心念才是因，只要能夠針對原因加以處理，結果自然就會跟著改變。

能否逆轉惡性腫瘤，取決於能否釋放惡性腫瘤背後的推動力，以及能否扭轉心念，跨越自己的人生功課。

真實案例　生病不癒，因渴望的關係變親近了

元輔一發現乙狀結腸跟直腸附近長了腫瘤時，癌細胞就已經轉移到肝臟了，於是立刻轉診到大型醫院進一步診治，在做完各式檢查後，確診是大腸癌第四期，但由於轉移的情況有點嚴重，暫時無法動手術，只能先做化療。

我在元輔的能量場上看到他很想靠近自己的原生家庭，卻又無法靠近，反而讓自己在原生家庭裡找不到一個位置，這讓元輔帶著很多的傷心、委屈的能量，一直無法解除。

我問元輔：「你和父母的關係如何？」

「我爸和我媽年紀差了二十幾歲，我出生的時候爸爸已經五十歲了，但我媽媽才二十幾歲。小時候我們家的經濟不是太好，所以爸媽總是省吃儉用，好不容易生活條件改善了，我爸就病倒了。照顧爸爸的責任，幾乎都落在媽媽身上，所以我一直覺得媽媽很辛苦，從來都沒有享受過。媽媽是很傳統的鄉下人，沒有受過太多教育，所以她很封閉，很少出門，頂多

就是去市場買菜，她的世界只有家人，幾乎沒什麼朋友，最大的興趣可能就是跟我們打電話聊天。我一直覺得媽媽沒有享受到好的生活，這讓我很遺憾，但是每次我想帶媽媽去哪裡走走，她總是拒絕，雖然知道她不是客氣而是真的沒興趣，但我還是覺得有點對不起媽媽。」元輔愈說愈小聲。

「是，她的確覺得很累，很多老人家只要一想到要出門就累了。」

「對，她總是說出門很累。但就算我覺得有什麼不錯的東西想買給她，她也總是拒絕，不管是家電或是手機什麼的。」

「是啊，她覺得有就好了，不必買新的，老一輩的人比較惜物，覺得有得用就好了，不需要一直換新的。」

「是啦，我知道她不是在跟我客氣，她一向很排斥從來沒有用過的東西。」

「因為對老人家來說，舊的東西比較熟悉，用起來順手多了，新的東西還要從頭學，又不容易記住，所以你買給她，她反而覺得麻煩。不過我看到你對媽媽還有很強烈的不安和傷心難過，現在請觀想一下你的父母，告訴我你冒出來的第一個念頭是什麼。」

「第一個念頭出現的是，我爸走的那一陣子，媽媽每天都很傷心的一直哭。」元輔閉著眼睛一面回想。

「然後呢?往裡面去看，你有什麼感受。」

「我看到媽媽很難過，她的大半輩子都在照顧爸爸，爸爸一走她的人生突然就沒有重心了。其實媽媽還是有很多事情可以做，但她就是很封閉……」元輔臉上充滿不忍的表情。

我請他跟著我對媽媽說:「親愛的媽媽，雖然我很希望你可以快一點走出來，但我會尊重你的人生經驗和體驗，這是你選擇體驗悲傷跟紀念爸爸的方式，對你而言這是最好的方式，我尊重你。」帶著元輔說完後，我繼續說:「現在再想到爸爸媽媽，還有沒有不舒服的感覺?眼睛閉上，好好感覺自己的身體。」

「我如果可以發自內心這麼想，的確覺得好一點……」元輔說。

「那現在再看看自己的肚子跟身體，還有沒有那麼焦慮、不安、緊張。」

「嗯，比較不緊張了。」元輔感覺輕鬆一些。

「不過，在能量場上，你和太太彼此看不到對方，太太的心思都放在孩子身上，而你的心卻留在原生家庭裡……」我跟元輔說。

「可能是有了孩子之後，跟太太就不像以前那麼親密，也許就像醫師說的，太太的心思都在孩子那邊，所以我常常會覺得自己被太太忽視了。」

「那你可以跟太太說，提出來討論啊!」

「我覺得沒什麼幫助，所以就不提了。」

「你當初是怎麼提的呢？」

「嚴格來說，我好像根本沒怎麼提過……」

「沒有人是我們肚子裡的蛔蟲，自己的需求只有自己才清楚，如果想要被看到，就要清楚直接的表達，你可以跟太太說：『老婆，我想跟你牽著手去散步，一起看場電影，好好聊聊天……』」

「其實我生病後，反而覺得跟太太的距離拉近了。」元輔急著補充。

「這樣不大好喔，如果我們潛意識覺得因為生了病，所以跟家人的關係變好了，那我們就很難發自內心想要恢復健康，可能會無意識的抓著疾病不放，就好像讓大腸癌替你發聲，要太太把注意力放在你身上，當你覺得罹患大腸癌的自己和太太比較親近，有你想要的親密感，這樣就不容易康復。」我一方面跟元輔提出警告，一方面也幫忙元輔夫妻調整能量，讓他們知道夫妻不需要靠疾病來互相關注、產生連結，可以學著好好溝通和表達需求。

「我和太太的宗教信仰不同，這也是我覺得會有點隔閡的原因。」元輔說。

「請跟著我對太太說：『親愛的老婆，謝謝你為這個家的付出，雖然我們的宗教信仰不同，但裡面都有一份愛，我的神和你的神，雖然一個叫佛陀，一個叫基督，名字不一樣，但能量上卻是一樣的，都是相信愛；祂們都是來到人世間帶領我們開悟的智者，佛陀活著的時候，並沒有說他宣傳的是佛教，就像耶穌基督也沒有說他是基督教。祂們都只是幫助世人脫離痛苦，是很有智慧的在跟我們講道理，就是這樣而已。雖然祂們在講經說法時，內容會根據當下信眾的程度或文化背景而有點不同，表面上看起來也許不太一樣，但是真正看懂的話，就知道祂們講的東西其實殊途同歸，只是用不同的語言和譬喻來闡述而已。』所以請你也跟太太說：『宗教不是我們的隔閡，你是一個好媽媽，也是一個好太太，我會尊重你，也謝謝你。』」

我接著說：「還有，你容易生自己的氣，總是對自己不滿意，肝的問題跟生自己的氣很有關係，你總是習慣對自己太嚴厲，太多的批判和要求；經常拿自己去跟他人比較，容易把自己『打趴在地上』。」

「嗯，可能真的是這樣子。」元輔想了想，好像真是如此。

「所以你會感覺活得很累，沒什麼生存動力，如果你真的想要活下來，就要停止批判自己的行為！」我正色的說。

「我瞭解，我看了醫師的書，裡面有很多覺察和調整心念的建議，我覺得很受用。」元輔點頭。

「但是你還是沒能完全脫離那種自我打擊的行為模式，這點需要先從覺察開始，意識到自己在自我批判、自我要求，對自己感到不滿，看到自己的這些念頭後，除了覺察，更也要明白這些念頭都沒有真實性，所以要把念頭放下。有些人看到自己有這樣的負面想法，就更加生自己的氣，責怪自己：『我怎麼可以有這種想法！我幹嘛老是要這麼負面！』結果只會愈來愈惱怒，氣自己連控制念頭都做不到。實際上，念頭本來就無法被控制，它們就是會憑空升起，所以我們只需要去看到念頭升起，一旦看到，就對自己能夠看得到表達感謝，然後把它放掉，不要賦予它更多的力量。任何我們所抗拒或抓取的一切，都是在賦予它力量，所以一旦看到了，就說聲：『謝謝，我察覺到、看到了。』然後把它放掉。」

「我一直無法理解怎麼才能控制自己的心念，原來我們不是要控制心念，只要去覺察、覺知，然後放掉就好。」元輔臉上終於有了微笑。

後續元輔來信告知，他還在持續進行每週一次的化療，但病情已明顯改善，也沒有太大的副作用，癌胚胎抗原、腫瘤標記指數，都已下降到接近正常範圍，原本轉移的腫瘤也大半消失了。元輔說現在他的生活作息很正常，步調放得很慢，不再像生病前常常為了工作熬夜，現階段他會繼續配合治療，好好享受生活，其他的事情就不去想了。

元輔的情緒類型屬於聽覺型，本身對語音的敏感度高，很容易就進到自己腦中編寫的故事情節中。和原生家庭互動時，找不到自己的定位，心裡覺得父母很辛苦，但對父母卻是又生氣又心疼。元輔在伴侶關係中，和太太都沒有看到彼此，使得內在情緒長期糾結、壓抑、悲傷，使得許多情緒垃圾累積在體內的特定器官，最後導致細胞變異，形成腫瘤，再加上容易自我批判，種種原因累加起來，最終才讓身體兵敗如山倒。

我們的每一個念頭背後，都反映著大腦的思維活動與內心深處的期待、渴望，而身體免疫系統的修復能力，以及癌細胞背後的推動力，兩者常常是動態消長。如果要恢復健康，就要學習清理內在的問題，回歸內心的寧靜平和，才能真正找回身心靈的健康與平衡。

9 退化性疾病及其他

患者有身體某些部位疼痛不適而就醫時，常常會做影像檢查來尋找原因。當影像檢查發現結構異常時，一般很容易推定結構異常與該部位疼痛不適有因果關係，以為就是結構異常導致不舒服或疼痛。

舉例來說，習慣性腰痛的人，檢查發現腰椎滑脫，認定是腰椎滑脫造成腰痛，以為必須透過手術治療才能痊癒。

退化性關節炎也是一樣，如果膝蓋經常性疼痛，上下樓梯有痛感，X光檢查看到關節結構變形，確診為退化性關節炎，就會好似理所當然的推論，認定是退化性關節炎造成膝蓋疼痛，而且退化性關節炎還常被認定為不可逆轉，最後只能進行關節置換手術。

醫學學理對於退化變形的關節，或是滑脫的腰椎結構等病情，認定是不可能立刻痊癒的。但我們在臨床上卻看到，很多有著經常性嚴重疼痛的病人，在完全沒有使用止痛藥物，也沒有進行侵入性治療手段的情況下，透過釋放相關的糾結情緒，轉動卡住的心念，讓原本強烈的痛感瞬間消失。

從神經學的觀點來看，神經迴路的連結、局部結構的緊繃、發炎反應或局部充血等症狀，只要神經迴路或結構緊繃的問題緩和下來，症狀的確可以瞬間減輕，甚至完全消失。

不過，無論是什麼疾病，背後推動力的能量連結都是持續變化的，亦即我們前面提過的「動態平衡」，一旦還有其他生命課題持續作用，心念再次卡住或情緒再度糾結，症狀與病灶就可能再次出現，甚至惡化。

真實案例　壓抑怒氣讓膝關節痛到難以行走

友仁和妙儒夫妻倆，被兒子安宇帶著來到我的診間，原因是友仁的左膝蓋已經痛了一個多月，期間看了中醫、西醫，又是吃藥、又是針灸，甚至還施打了類固醇，能做的都做了，卻沒有明顯的改善，有時候友仁甚至會痛到無法行走，需要移動時只能克難的坐上行李箱，讓家人幫忙推著走。

看到友仁的能量場，我問他：「你有很多怒氣，很生太太的氣嗎？」

「啊！有嗎？我覺得夫妻本來就是這樣，彼此都在互相忍讓吧！」友仁以為夫妻間互相生對方的氣很正常。
於是我請妙儒進來診間。
「難道腳痛真的是因為夫妻關係嗎？把我老婆處理好，我的膝蓋就好了嗎？」友仁一臉懷疑的問。
「我是要把你們兩個的關係處理好，不能說是要把她處理好。」我轉頭看著妙儒，跟她說：「你先生的情緒類型屬於感受型，感受型的男性經常是所謂的『暖男』，暖男討人喜歡，因為他溫暖體貼，很多志工團體都比較容易遇到暖男、暖女，就是因為他們天生喜歡幫助他人，才會加入公益或慈善團體，這樣的人喜歡跟他人有連結。」
「應該說我平常喜歡出去跟朋友泡茶聊天，但是我太太很多顧慮，總是會關心，還會追蹤，這其實會讓我很有壓力。」友仁自己補充說明。
「因為你沒有讓太太有足夠的信任感啊。夫妻之間如果連結不穩定甚至沒有連結，就很難建立信任感。也許你可以從主動跟太太報備行程開始做起，出門前就跟太太說：『老婆我現在要去哪裡，大概什麼時候會回來。』主動告訴她你要去哪裡做什麼，不要老是讓她擔心，總覺得老公出去就像失蹤，都不知道出門在做什麼。」我跟友仁說。
「有必要嗎？我們手機都開放對方的定位好幾年了耶……」友仁覺得有點委屈。

「定位是定位，主動告知是一種關心和關愛，是想和太太連結的表示，這個跟她要主動追蹤你在哪裡的感覺是完全不一樣的，你明白我的意思嗎？」我問友仁，他沒回答。

我請友仁跟著我面向太太，跟她說：「親愛的老婆，很抱歉，因為我不懂劃清界線，尤其是男女之間，所以傷害了你，讓你沒有安全感，真的很對不起，現在開始我會好好劃清界線，請你原諒我。我其實很喜歡你對我表達愛意，也很喜歡跟你有連結，謝謝你把家裡顧得那麼好，也把孩子照顧得很好，我很感謝你。」友仁很真誠的對著妙儒說。

接著，我請妙儒跟著我對著友仁說：「親愛的老公，我也很抱歉。其實我跟你不一樣，我不容易跟人家連結，這幾年我的注意力都放在小孩身上，忽視了你卻又不信任你。我很氣你對別的女性好，跟她們太過親近，又有很多機會跟她們在一起，可是我又不知道如何靠近你，所以只會自己生悶氣。其實你是一個好先生，也是一個好爸爸，謝謝你。」妙儒說完聲音有點哽咽。

我請友仁看看現在腳還痛不痛，友仁試著站了一下，覺得還是會痛。

「現在你跟太太之間的能量已經有交流了，但你跟爸爸的關係還是有很多的忍耐、生氣跟不舒服。你跟爸爸之間怎麼了呢？你好像總是為了捍衛媽媽而跟父親對立，為什麼呢？」我問友仁。

「小時候我爸爸會對媽媽家暴……」友仁輕聲的說。

「原來如此，難怪你總是擋在媽媽前面保護她。不過，夫妻的問題常常不是我們表面上看到的樣子。就像你跟太太，表面上看起來好像你很兇，而她又溫順又無辜，但事實未必如此。比如她會用無理取鬧的方式想要控制你，甚至編造些有的沒的事情來指責你，你不就是啞巴吃黃連，有苦說不出嗎？其實你爸爸和媽媽也是一樣。有些人相處起來就像綿裡針，總是用眼神或言語不經意的諷刺、貶低他人，動不動就戳人一下，讓人抓狂。也有些人總是壓抑憤怒的情緒，雖然沒有發脾氣，但全身散發出怒氣，所以就很容易共振起對方的憤怒。你爸爸確實是不知道怎麼控制自己，所以一生氣就進入戰或逃的激動狀態，才會失去理智動手動腳，偏偏你總是會自以為有理的捍衛媽媽，爸爸當然就更氣、更抓狂了。你知道嗎？其實你爸爸對自己的太太使用暴力，他也很不好受，所以事後他才會跟媽媽道歉，還會特意對媽媽更好，這也是為什麼媽媽總是選擇原諒爸爸。你的父母從小沒有機會學習如何處理情緒，如何用非暴力的方式溝通相處，我們很多的人生學習都是來自原生家庭，所以很容易會複製父母的相處模式，除非我們開始有意識的學習如何用有別於原生家庭的方式來溝通應對，才能脫離原生家庭傳承的溝通模式。」

我請友仁跟著我對著爸爸媽媽說：「爸爸辛苦你了，媽媽也辛苦你了，我退出你們的戰場，我不選邊站，也不加以批判，我知道你們都已經盡力了，夫妻相處真的很不容易，我自己也還在學習，你們已經是夠好的父母了。爸爸，我會學習尊重你，你是值得被尊重的人，以前我只看得到媽媽，卻看不到你，甚至還會跟你對立，真的很對不起。」

我告訴友仁：「你的父親其實很願意支持你、親近你，他對你還是帶著一份愛，只是你們的互動方式讓彼此很難表達。現在再看看你的腳有什麼感覺。」

「我覺得好些了，不過還是有點緊緊的……」友仁試著動動腳，忘記幾分鐘前自己的腳還痛到站不起來。

「但是不痛了對不對？疼痛的變化可以很快，會感覺緊其實是因為長期沒有放鬆，當我們的心念鬆開了，身體就會跟著慢慢鬆開。之前的治療之所以沒有什麼效果，是因為沒有找出身體為什麼會產生這些問題的根源。」我說。

「所以，會想哭也是身體的自然反應嗎？」友仁有點不好意思的問。

「是，那是你壓抑很久的情緒，是你對爸爸的愛，其實你爸爸跟他的爸爸在情感的傳遞上一定也是斷了連結。」

我請友仁跟著我對兒子安宇說：「親愛的孩子，真的很抱歉，爸爸沒有跟我的爸爸連結，所以也不懂怎麼跟你們連結，把你們都放給媽媽去管，就像爸爸小時候也是這樣子，讓你為難了。你是很好的孩子，我會開始學習怎麼跟你們連結，你可以把我跟媽媽的問題還給我們。」友仁硬是忍住眼淚。

接著我對妙儒說：「孩子也很擔心媽媽，請跟著我一起跟孩子說：『親愛的孩子，你不需要擔心我，媽媽有自己的功課，我會重新看到爸爸，也會學習跟爸爸做好連結，你是一個好孩子，謝謝你。』」。

兒子安宇說：「我的手放鬆了，但我覺得無法靠近爸媽……」

於是我請友仁和妙儒彼此對望，然後要妙儒跟友仁說：「我看到你了。」接著也請友仁跟妙儒說：「我也看到你了。」這讓安宇感覺自己可以靠近父母，於是慢慢走向爸爸媽媽，三個人難得的擁抱起來。

我問友仁：「現在腳是不是OK了？」

「還是有一個點會覺得痛。」友仁指了指自己腳上的痛點。

於是我請友仁一家三口在內心跟家人們說：「請原諒我對你們造成的傷害，對不起！」也告訴友仁：「一部分的你還在懲罰自己，心裡覺得有些內疚，以後你們都要誠實的告訴家人自己的感覺才好。」

妙儒忍不住哭了，說：「我覺得一切都過去了，以後會很美好。」

就連安宇也分享說：「小時候就覺得爸爸很兇，所以很少跟爸爸有互動，那時候覺得跟爸爸距離很遠，最近比較好了。」

我再請友仁看看左膝蓋還痛不痛，友仁笑著說：「好很多了，現在走路已經覺得很輕鬆，如果剛才進來的時候疼痛有十分，現在大概只剩不到兩分。」

「嗯，那留一點點功課給你回去做，要跟孩子還有太太好好連結。因為長期的心念糾結傷害了身體，導致身體結構出現了物質上的轉變，所以需要多一點時間復原，幸好安宇堅持要帶你來給我看診，這樣處理之後，既不會痛，也沒有副作用，唯一的副作用就是治好了膝蓋，連帶讓家庭關係也更加和諧美好了！」

「對啊！」友仁開心的笑著。

其實友仁的膝蓋出問題很久了，甚至有些變形，只是最近一個多月快速惡化，長期累積的心念問題往往來自很多不同的源頭，必須一個一個處理，才能把交錯複雜又極度緊繃的堵塞能量鬆開來。

中醫也說，肝主全身筋膜，與肢體運動有關，也與關節有關。所以關節炎患者很多都是肝經能量卡住，特別是和愛生（悶）氣有關。

真實案例 學會溝通，釋放委屈也緩解麻痛

聖芸的坐骨神經痛已經十幾年了，最近開始全身左半邊時常有麻痛感，她的能量場充滿了怒氣和委屈，我問聖芸：「你很生你先生的氣嗎？從能量場上看，你似乎很不想理他，為什麼會這樣呢？」

聖芸說：「我並不是氣他，而是他老是跟我抱怨兒子、媳婦怎樣，但我總覺得沒他說得那麼嚴重，所以我要他同理一下兒子、媳婦，他就覺得我是在幫兒子、媳婦講話，很氣我都不附和他，跟他不同心。」

「你是好意想讓他想開一點，但是你的說法，聽在先生耳裡都變成對他的批判，好像是他不夠好，沒有同理心，才會抱怨兒子、媳婦，所以他覺得你就是在對他說教。」

「他認為我沒有認同他的想法吧。」聖芸依然覺得是先生誤解了。

「你的確沒有認同他的想法啊！跟人溝通時，尤其是跟伴侶溝通時，最好的方式是先傾聽，去瞭解並接受對方的想法和感受，等對方說完後，再把你聽到的想法重述一遍，看看是不是他真正的意思，這樣對方才能知道你有聽到他想說的話，也才會有被同理的感受，也會比較願意繼續溝通。如果你可以改成說：『我知道你現在很生氣，聽到兒子說這樣的話、做這樣的事，真的很不成熟，也真的讓人很火大，但是氣壞了自己的身子划不來，我很在乎你和你的健康，或許我們可以換個方式回應，讓自己好過一點。』我想先生應該比較可以感受到你的善意。」我跟聖芸說。

「我真的不知道我的話會讓他這麼生氣難過，我只知道我是善意的。」聖芸委屈得哭了。

「現在跟著我對先生說：『親愛的老公，真的很抱歉，我老是和你唱反調，雖然我的用意是希望幫助你看到不同角度，同理別人、包容他人，結果我的說話方式聽在你的耳裡，卻都變成是在批判你、不同理你，像是在跟你說教，反而讓你覺得生氣。我真的很抱歉。我會學習同理你，而不是批評你。兒子不懂得孝順你，讓你很難過，你真是辛苦了。』」聖芸一邊掉淚一邊說。

「現在看看身體左半邊還會麻痛嗎？覺得好多了嗎？」我問。

「嗯，鬆開了，已經不會麻痛了。還有最近幾個月，我的左腳足底筋膜炎發作，每天早上睡醒時都特別痛，要走一走才會稍微好一些。」聖芸還有點不放心。

看到聖芸的能量場還有很多委屈，所以我問：「發生什麼事讓你覺得很委屈？是不是也和先生有關呢？」

「我覺得先生很不認同我的意見，我講的話還有我對他的善意，他都不瞭解，這讓我覺得很委屈。」聖芸表情很鬱悶。

「你先生的情緒類型屬於聽覺型，很容易想得太多、鑽牛角尖，還容易過度詮釋你說的話，所以跟他講話時，口氣很重要，如果語氣不好，他就容易生氣抓狂，他特別忌諱別人批評他，所以比較好的溝通方式是，不要直接說他不對或是哪裡不好，要選擇用欣賞和稱讚的方式跟他溝通。」

「可是我覺得他這樣明明不對啊！」

「這個世間本來就很少有絕對的對錯，對或錯只是看從誰的角度出發，站在他的角度，他也沒錯啊。你現在再看看足底還痛不痛。」

「咦！好了，不痛了！這也太神奇了。」

「和先生講話時，注意口氣和聲調，不要批評他或直接說他不對，也不要像是在說教，這樣他就不會亂生氣。如果你還可以做到肯定他、稱讚他，那他一整天心情都會很好。只要懂得好好相處，你們的身心狀況就會很好，但你偏偏覺得自己苦口婆心都是好意，一直碰觸逆鱗的結果，當然會讓他常常抓狂。其實只要我們打開糾結的心念，能量就不會卡住，身體就不會疼痛。你現在覺得不痛是因為心念放鬆了，可以同理先生的感受，不氣了，但如果回去之後又老在心裡跟先生過不去、生悶氣，疼痛還是會再回來，因此一定要學著跟先生好好表達、溝通和相處。」

真實案例 不想坐骨神經痛，先退一步思考

予樺才剛過四十歲，卻已經有坐骨神經痛的問題，這幾個月痛得尤其厲害，幾乎每天都發作，來診間的當下，更是痛到寸步難行。

予樺說她的痛是從腰部一直沿伸到雙腳，主要是右腳，但左腳偶爾也會痛。看著她的能量場，我跟予樺說：「你很生先生的氣對嗎？你的能量場有好多壓抑下來的怒氣。雖然你生先生的氣，他也覺得你不可理喻。你的情緒類型屬於視覺型，視覺型的人很容易看到別人有錯的地方，而且會堅持對方是錯的，但你先生的情緒類型是邏輯型，他會堅持自己是對的。所以你們兩個人如果想要好好相處的話，就要學著各退一步。你要學著用他的邏輯來理解他，才有機會說服他；此外，還要試著去看到他正確的地方，不要老是指責他有錯的地方，專挑他的毛病。」

「我也不想這樣，來診所的路上，我還在思考跟先生分手的可能性。對於醫療保健，他一向堅持只走正統西醫路線，但除了主流的西醫之外，我也相信能量醫學有它的作用與意義。」予樺總是看到先生和自己見解不同的地方。

「邏輯型的人的確比較難以認同『能量』的世界，可是一旦理解之後，他們往往會成為最堅定的支持推廣者。」

「我在想，等孩子再大一點，我就要獨立過自己的生活。」予樺說。

「過自己的生活也是可以的，但現在不要老生他的氣。來，跟我一起對先生說：『孩子的爸爸，我們有很多想法上的差異，當初我不知道為什麼喜歡上你……』」才說到這裡，予樺突然說了聲：「不！」

予樺發出嚴正的聲明，她說：「我並沒有喜歡他，是他喜歡我，我當時只是想找個人照顧我而已！」

「好，那我們改成：『當初我只是在利用你，我並沒有真的愛你，真的很抱歉，對不起。既然我是在利用你，就不應該對你有那麼多期待和要求。我一直很努力的想改變你，所以我有很多失望，我對於你無法滿足我的期待，感到十分生氣和不滿。雖然我看了那麼多書，知道能夠改變的是我自己，而不是你。因為你本來就是這樣，就像我不能養了一隻貓，卻期待它能變成一隻狗。我願意學習跟你和平相處，當我對你沒有期待，只是把你當成室友或是朋友，就不會一直生你的氣，畢竟我對朋友一向很客氣，這樣的話，我也不會因為失望而憤怒甚至亂發脾氣，反而可以很友善平和的看著你，真心的感謝你。』這樣雖然不是一個家庭可以有的最佳狀態，但至少你們夫妻間的能量不再是劍拔弩張，四分五裂，現在看看你的屁股還痛不痛。」我請予樺感受一下。

「嗯，現在坐骨神經已經不覺得痛了，只有腰痛還在，剛剛腰跟屁股都好痛喔。」予樺說。

「你很擔心第二個孩子嗎？」

「是啊，他很脫線，該做的事總沒有辦法好好完成，整天就只想著玩，功課也不用心，家事也不做，就算逼他做，也都是亂做一通，敷衍了事。」予樺邊講邊搖頭。

「這個孩子的能量充滿焦慮，非常沒有安全感，他很擔心自己做錯事，是一個很敏感的孩子，他的情緒類型是感受型的，所以能量比較散漫，這樣的孩子你不能老是盯著他的錯誤，不然他會因為焦慮而更散漫。遇到視覺型的媽媽，對他來說很痛苦，因為你總是一直盯著他，不斷的糾正他，結果他就更加焦慮和混亂。」

「他的散漫是因為焦慮嗎？不是因為他能力不夠好？我一直以為是因為他能力不足，所以拚命訓練他的能力。」予樺很吃驚。

我建議予樺可以帶他做「專注力能量運動」（參考頁二五九，練習17），鼓勵他多看書。

「你也要學習如何和他溝通，不然像你這樣子，只會讓他更六神無主，焦慮不已。跟我一起對二兒子說：『親愛的孩子，真的很抱歉，媽媽一直很努力訓練你，但我用錯方法，你是很貼心的孩子，媽媽只要多抱抱你、親親你，讓你知道你是一個好孩子，自然你就會做得很好。』感受型的人一向很樂於幫助別人，只要你開心，就是他最好的獎勵，你只要抱抱他，他就會穩定下來了。」我跟予樺說。

「可是他很多事都做不好。」予樺雖然覺得對不起孩子而哭了，卻還是很不放心。

「不要用你的標準去要求孩子，每個孩子有他自己的特質，並不是每個孩子都要達到你設定的標準，你要真的去看到他，而不是一直盯著他，要求他符合你的標準。去看到孩子，開發他本有的特質，父母是要去啟動孩子，讓孩子的天賦得以發揮，而不是拿一個標準去要求孩子一定要做到。你的二兒子是個很棒的孩子，只不過不是你認定的『棒』，你想要他做到的並不符合他的特質，一直嚴格要求的結果，只是讓他覺得自己什麼都做不好，所以他整個人愈來愈退縮、沒自信。」

「所以他的焦慮是我給他的？」予樺忍不住又哭了。

「不能說是你給他的，而是你的焦慮不安引起的。別忘了，他是感受型人，很容易就感受到家人的感受，所以你的心情，或是你和先生之間的問題，甚至是家裡的氣氛好不好，他都會有感受，他是家裡面最敏感的孩子。只有大人穩定，孩子才會穩定。」

「可是我如果不主動要求我先生，他就會反過來要求我們，很多事情都要按照他的方式做，但是我又未必認同他的做法。比如每次要出門，他總會要求我準備很多東西，我覺得根本不用準備那麼多，問題是我如果不聽他的話，他就會認定我是懶得去做。」

「如果是跟他有關的事，就依他的要求做；如果是跟你有關的事，就按照你的要求做，彼此互相尊重。當他說你懶的時候，你可以告訴他你不是懶得做，只是有不同的想法，如果他希望如何做，可以自己去做，你願意尊重。」

「他不會就此罷休，而是會帶著怒氣，去把他要我做但我沒做的事情做完。我沒做他就生氣，他生氣我也不高興。」

「去認可他的不開心，尊重他的不開心，但讓他知道你並不希望他不開心，你們只是有不同的想法，你可以平心靜氣的告訴他：『我知道你不開心，我也不希望你不開心，但我們有不同的想法，要學著彼此尊重。』即使親如夫妻，也要彼此尊重，關係才能長久，帶著柔和又堅定的愛去表達就不會有問題，問題在於很多時候，我們總是帶著憤怒去溝通，但憤怒只會共振起憤怒；勉強壓抑的不滿，也只會共振起不滿。」

「意思就是不要有情緒嗎？」

「情緒難免會有，但在溝通前可以先處理好自己的情緒，然後好好告訴對方：『我們的看法不同，但我還是很在乎你，也很尊重你。』如果能做到這樣，我相信彼此可以溝通得更好。現在再看看你的腰背還痛嗎？」

「舒服多了，只剩下一點點了。」予樺試著伸展腰背。

「現在是因為你看到問題的根源，所以不舒服有明顯的改善，但你的問題都是進行式，很容易故態復萌，要常常提醒自己，日後再發生類似的問題時，你會知道怎麼去釋放情緒，用轉念的方式把糾結的情緒放掉。」

予樺從腰到腳痛了很多年、半身痠麻，被診斷為坐骨神經痛，但從我們的臨床經驗發現，身體器官結構即使有了變化，也未必一定出現明顯症狀；有些人的身體結構產生改變，甚至有病灶，卻沒什麼症狀。

症狀的出現，背後往往隱藏著某個心念或情緒，久而久之成為導致病痛的推動力，只要找到糾結的心念，加以釋放後，就有可能快速緩解、甚至完全消失。

心念練習17：專注力能量運動

- 雙手敲鎖骨，鎖骨凸點往外一公分有個凹陷處，揉按或敲約三、四十下。（參考下圖①）
- 能量場交叉，左手從右肩往左臀劃過上身，右手從左肩往右臀劃過上身，雙手動作交錯，各三次。（參考下圖②、③）
- 做左右交叉運動，左下臂碰右大腿，右下臂碰左大腿，做三十至四十次。（參考下圖④到⑦）

- 韋恩庫克法：左腳翹起來放在右大腿，右手握著左腳踝，將腳踝拉近身體同時吸氣，放鬆同時吐氣，做三到四次，換邊也做三到四次。（參考下圖⑧）
- 兩手手指靠攏做成一個三角形，大拇指放在兩眉中間，深呼吸三次。（參考下圖⑨）
- 兩手手指放在額頭中央，往下稍用力按，往兩邊拉開來。（參考下圖⑩、⑪）
- 用兩手連結第二脈輪和第六脈輪，一手中指在兩眉之間，另一手中指在肚臍，吸氣時稍微往裡面壓並往上面提，吐氣時往下放回來，做一到兩分鐘，呼吸七到八次。（參考下圖⑫）
- 兩手拇指放在太陽穴，其他手指輕放在額頭，食指靠近髮際，小指靠近眉頭，放著三分鐘左右。一天可多做幾次幫助氣血上升。（參考下圖⑬）

專注力能量運動

更詳盡的專注力能量運動技巧與細節，可參考許瑞云醫師的示範及解說影片，請掃描 QR code，或上網搜尋「專注力能量運動」。

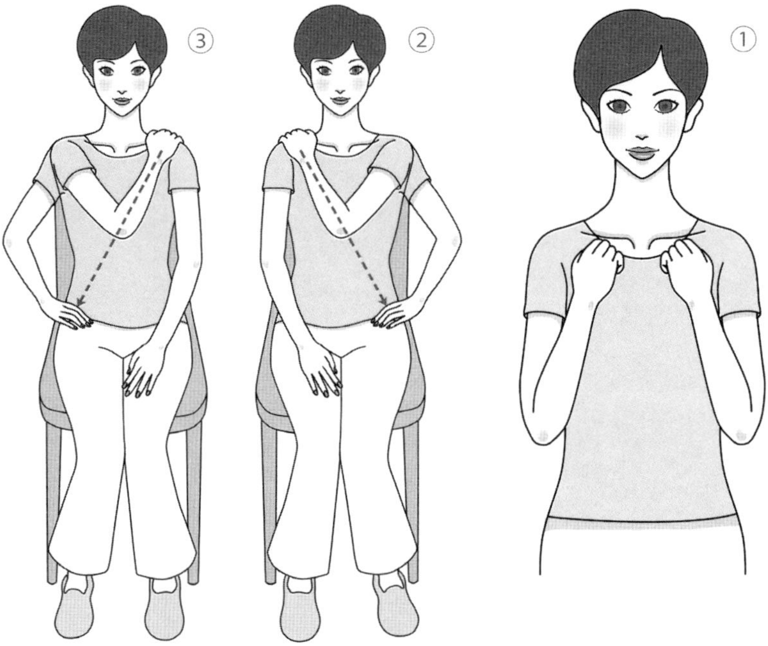

左手從右肩劃到左臀，右手從左肩劃到右臀，
幫助能量場交叉

敲鎖骨凸點往外一公分凹陷處

練習 17　專注力能量運動

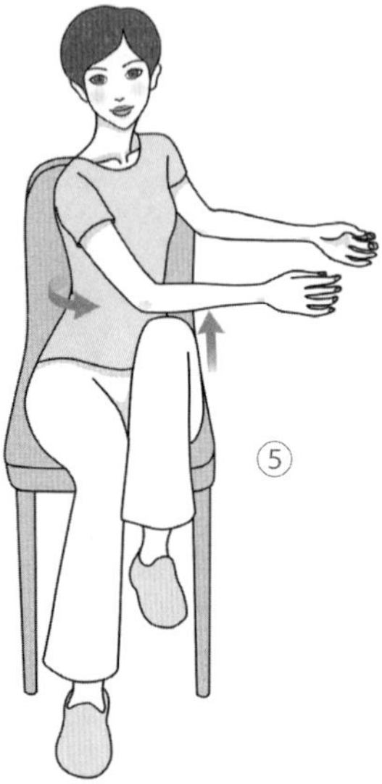

⑤

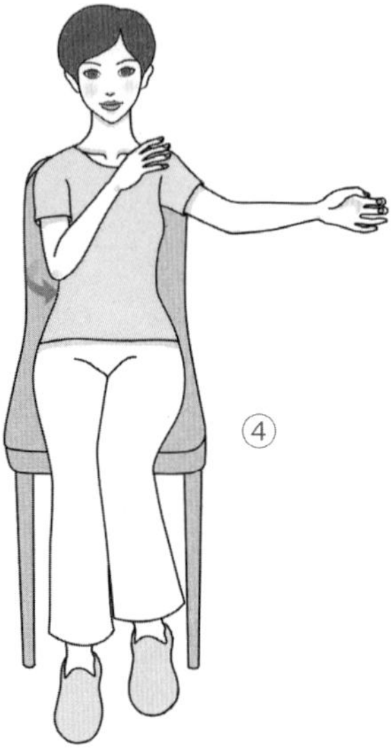

④

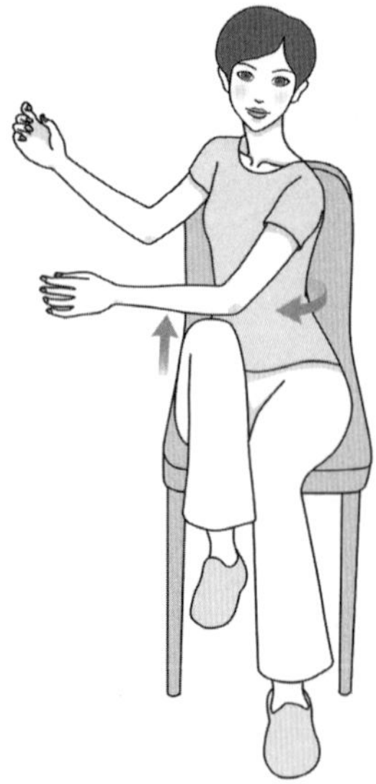

⑦

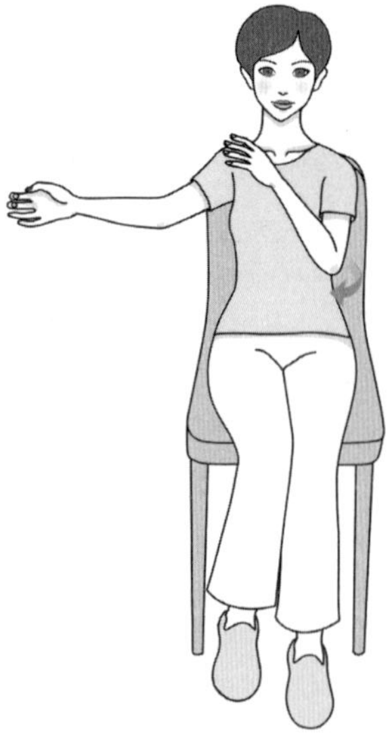

⑥

左下臂碰右大腿，右下臂碰左大腿，做左右交叉運動

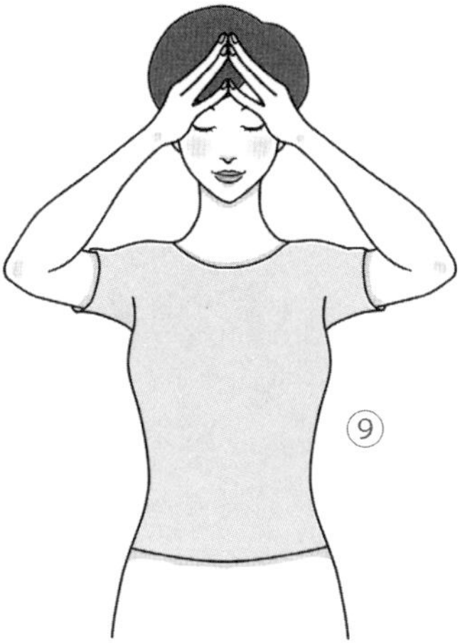

雙手做三角形置於眉心

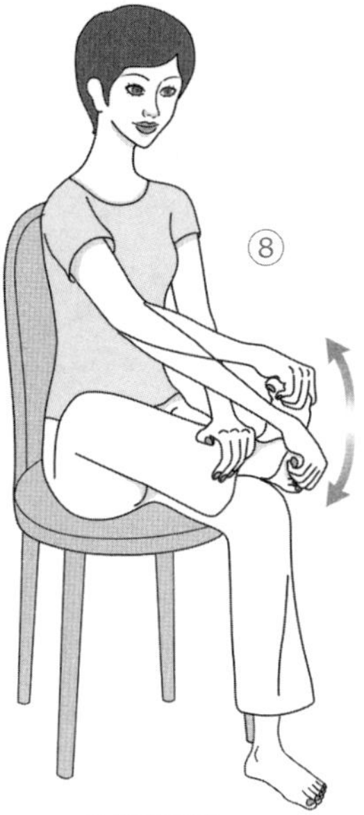

韋恩庫克法

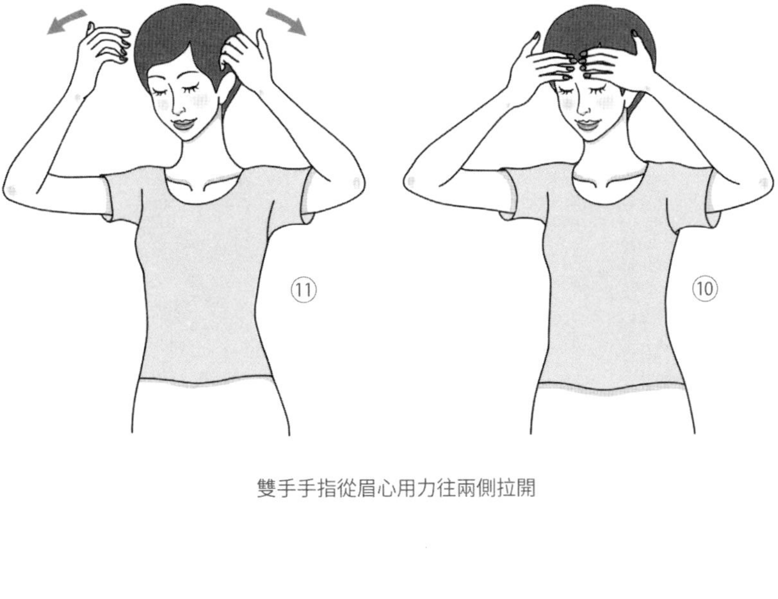

雙手手指從眉心用力往兩側拉開

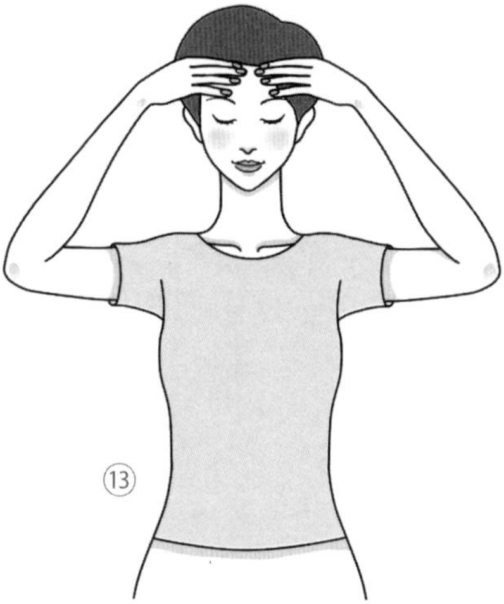

⑬

雙手輕放在額頭提升氣血

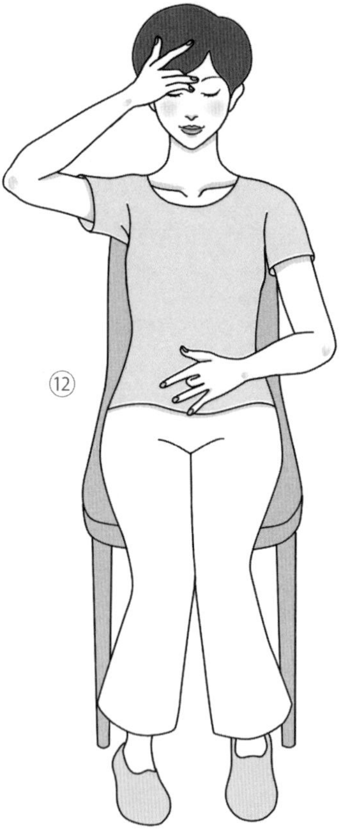

⑫

一手中指在眉間，另一手中指在肚臍

真實案例 巴金森氏症患者常帶著害怕失控的能量

乃薇三年前因為莫名的劇烈疼痛就醫，確診為椎間盤凸出引起坐骨神經痛，所以做了手術，沒想到手術後疼痛不但絲毫沒有改善，後續施行五次ＰＲＰ（platelet-rich plasma）增生療法以及七次的體外震波，治療過程極其辛苦，乃薇覺得自己好像受了滿清十大酷刑，因為實在痛得受不了，吃了很多止痛藥，當時有醫生懷疑乃薇可能是巴金森氏症，但以磁振造影檢查，結果卻又沒問題，直到去年開始吃巴金森氏症的藥，痛感才明顯改善，現在只剩下痠麻的感覺。

這幾年乃薇開始常常做惡夢，甚至還兩度摔下床，因為夢中乃薇覺得媽媽在追殺她，所以她拚了命的跑，還常在半夜驚聲尖叫，把一旁的先生吵醒，全家人都很苦惱。

乃薇說：「惡夢和媽媽有關，可是我一直都很感謝媽媽，因為我覺得她很辛苦。」

「你的身體能量繃得好緊，雖然我不懂解夢，但很多時候夢到自己被追殺，往往是潛意識裡承受了很大的不安與壓力。你有太多太多的擔心，每個家人都讓你很不安、很擔心，所以能量才會在晚上做夢時釋放。為什麼你會有這麼多的擔心呢？」我問乃薇。

「我媽跟著我大弟住已經二十多年了，可是三年前大弟把原本比較大的房子賣了，搬到一間小套房，我媽只好被迫搬去小弟家住。小弟家的房間又小又陰暗，我覺得媽媽住在裡面很可憐，但我又幫不了她。我小弟也因為媽媽搬去造成生活上許多改變而困擾，小弟的兩個孩子才在讀幼稚園和小學，我媽辛苦、小弟辛苦、弟媳也辛苦，整個家庭氣氛很不好，可是我實在不曉得怎麼幫忙。」乃薇整個臉糾成一團，讓人也跟著很難放鬆。

「如果十分是滿分，那你現在想到這些事情的壓力大概有幾分？」我問乃薇。

「八分吧，因為我爸早死，我覺得我應該照顧媽媽。我爸斷氣之前，我有告訴爸爸，我會照顧媽媽。」

「你們家的能量兵分兩路，你跟爸爸一國，你媽跟兒子們一國，所以今天如果是你父親，因為他跟你比較親，所以他會期待並且接受你的照顧。但是從能量場上去看，其實你的母親沒有期待你照顧，媽媽的眼中只有兒子，至於你有沒有照顧她，對她而言無所謂，因為她那個年代的思維，就認為應該是兒子來照顧父母，她的眼中也只看得到兒子。」

「是的，我媽媽很重男輕女，我跟爸爸感情也的確比較好，之前我家還有個房間是專門為爸爸隨時來過夜準備的。」

「你想照顧爸爸沒問題，因為你們本來就比較合，但你媽媽跟弟弟們比較合得來，每個人緣分不一樣，並不是說自己想照顧媽媽，媽媽就一定得要給我照顧。請跟我一起對著媽媽說：『親愛的媽媽，謝謝你生我養我，很抱歉我沒有辦法多照顧你，我尊重你和弟弟們的關係，我不介入、也不批判，這是你們的因緣和學習，我把媽媽的責任還給媽媽。』現在，再跟著我一起對爸爸說：『爸爸，雖然我有承諾要照顧媽媽，但是我也要尊重跟媽媽的因緣，媽媽就是比較喜歡跟弟弟住，她覺得比跟我住要舒服，我尊重這個因緣，不勉強她一定要接受我的照顧，不強求媽媽非得要怎麼樣才可以。我對媽媽的照顧，就是來自於我對她的尊重，我尊重媽媽可以做她自己想要的選擇。』這樣子你跟媽媽反而會比較自在，凡事都要看因緣，彼此尊重很重要。現在想到同一件事，壓力還有八分嗎？」我問乃薇。

「真的輕鬆多了。」

「這樣就不會再做可怕的怪夢了。」

「這三年多來，我一直很痛，直到去年吃了巴金森氏症的藥，痛感才大幅減輕，但痠麻的感覺還在，走路依然不太順暢。」

「走路不順是別的問題，你現在哪裡最不舒服呢？」

「我的右邊臀部很痠很重。」

「這個能量和你先生有關，你們之間怎麼了？」

「我先生很照顧我，我提出的要求他幾乎樣樣都做到，我如果往東，他絕不會往西走，我很感謝他，也很感謝他照顧我的父母。」

「既然如此，那為什麼你對他還有很多的擔心與不安呢？」

「可能是擔心他的健康吧，我公婆生了六個兒子，卻已經有四個過世了，我公公過世時也只有五十歲，我先生是老大，雖然他的健康檢查一切都沒問題，但我還是很擔心。」

「跟我一起對你先生說：『親愛的老公，謝謝你那麼照顧我和我的家人，你是很棒的先生，我太依賴你，很害怕失去你，但至少我知道你現在好好活著，而我也好好活著，我可以享受我們的每個當下，其他的就無需多想，因為想了也沒有用。你是一個很棒的人，謝謝你。』」說完後，我問乃薇現在感覺怎麼樣。

「痛還在，我想可能還要多練習幾次。」乃薇的不安與擔心依然沒有放下。

「嗯，你的能量看起來還是好擔心、好害怕，整個能量還是緊繃的。再跟先生說：『遇到你之前，我也是好好活著，所以即使以後你離開了，我也會好好活著。』嗯，現在看起來有鬆了一點點，但還是沒有真正放鬆。」

「現在三餐都靠我先生張羅，我的體力還沒恢復，有陣子手沒力，連方向盤都握不住，所以我不敢自己開車出去，也不敢騎車……」乃薇說。

「如果很依賴別人，就很難完全沒有擔心害怕。」

「我也不想啊，我以前其實是可以一個人雲遊四海的。」

「現在外送平臺那麼發達，只要上網或打電話下單，就有人會送到家門口，根本不用怕沒有東西吃，即使先生無法幫你買飯，你也可以自己搞定。告訴自己就算周遭沒有任何人可以依靠，我們的世界還是會繼續運轉，船到橋頭自然直，方法是人想出來的，要慢慢練習放下對他人的依賴。當然，我們還是可以請求他人幫忙，也可以接受他人的協助，但要覺察自己是否因此產生『依賴心』，擔心沒有人可以依靠而怕得要命，害怕自己哪天再沒有任何人可以依靠會活不下去，如果抱著這樣的心，就會讓我們非常緊繃、不自在。」

「嗯，現在右邊臀部不痠了，只是有點硬硬的。」乃薇說。

「這股能量跟擔心孩子有關。」

「我女兒很胖，我的確很擔心她，怕她有糖尿病。女兒一直很沒有安全感，我覺得自己可能要負點責任，因為我也沒有什麼安全感。」乃薇又自責起來。

「請跟著我對你女兒說：『親愛的孩子，媽媽真的已經盡力了，沒有人是完美的媽媽，我自己的媽媽也不是完美的媽媽，但是我們都盡力了。你已經長大了，有自己的想法，也得要學著為自己負責，所以媽媽把你的功課還給你，我只要祝福你就好。不需要拿一個標準或框架來要求你，身體只是讓你使用的工具而已，我允許你做自己，每個人都有權利決定如何使用自己的身體。』」

「其實我兒子也有問題……」乃薇補上一句。

「在你的眼裡，所有周遭的人都有問題，只要不符合你的期待就是有問題，因為你想管好周遭的每個人，對你而言或許是出自關心，但對家人而言，就是被管控、被叨唸。每一件事你都想要緊緊抓住不放，所以身體自然很緊繃，無法放鬆，家人也會因此抗拒，想要遠離你，這會讓你更加不安，想要管得更多，結果就是惡性循環。一旦心裡死命的想抓住，能量就會跟著繃緊，使力到極致，身體就會忍不住顫抖，就像巴金森氏症的典型症狀。

「我只是喜歡事情按部就班，這樣才讓我有安全感啊！」乃薇急著解釋。

「我看過許多巴金森氏症患者，背後經常都帶著『害怕失控』的能量。但人生在世，怎麼可能事事按照我們的安排呢？變化和失控才是人生的常態，也因為如此，人生才有所謂的驚喜，生命從來就不是一成不變，而生命有趣的地方，不就是會有變化嗎！跟我一起向先生、兒子、女兒說：『親愛的家人，我願意學習放手、看順眼，不再想要控制你們，你們怎麼樣都很好，我們只是來地球玩的，結局都是生命終結，所以怎麼玩都沒關係，我不需要對你們嘮嘮叨叨，我讓你們自由，也讓我自己自由，我只要祝福你們就好。』」

我接著說：「也跟你自己說：『來吧，怎樣都好，反正生命都會終結，就當做是演一齣戲，角色再怎麼好或再怎麼差，也只是戲，反正人世間的結局都一樣，什麼也帶不走。』」

「這個我知道，你的書我讀了很多次。」

「知道了不等於做到，既然瞭解，就要學著去做到，而要能夠做得到，就要在日常生活中不斷的練習，時常提醒自己凡事要看順眼，不貼標籤，允許家人有自由做選擇的空間。你管得愈多，只會讓他們愈想要遠離你，也容易對自己愈沒有自信。」

「嗯，我知道了，我現在最重要的事應該是照顧好我自己，而不是一直去看別人的問題。」

「是啊。你可以練習『正念走路』，告訴自己讓身體自然的輕鬆行走，放掉對身體的控制，讓身體放鬆的走，學習去欣賞變化，告訴自己：『我不需要控制，我可以面對所有的變化，無常一直都在，如果因為害怕無常，就死命抓著一切不敢鬆手，那麼只會讓自己的生命無力，也會讓身邊的人更想逃離。如果能讓生命中充滿比較多喜悅的能量，身體自然會分泌多巴胺，心情也會比較平靜愉悅。」

幾個月後乃薇回信告知她現在睡覺不再做惡夢，也不會突然尖叫了，但是膝蓋還是痠軟，走路還是不太方便，我請她經常提醒自己要學著「放手」。一個多月後乃薇再度來信，她的睡眠、飲食、運動和情緒都漸漸步入常軌，但前陣子看到巴金森氏症的報導，心裡忍不住害怕以後萬一要坐輪椅怎麼辦，這幾天膝蓋甚至會不由自主的發抖，這是以前從沒有的現象。我請乃薇試著自己出門走走，可以和朋友見見面，訓練自己走出舒適圈，更重要的是要去看到自己幸運的地方，感謝所有的因緣。

最近一次收到乃薇的訊息，她說現在每晚睡覺前，都會感謝父母親和公公婆婆，身體僵硬的情況改善很多，早上起床時，頭不暈腳也不抖了，還能自己開車去採買，覺得自己真的進步很多，很謝謝我們。

巴金森氏症的典型症狀是顫抖、關節僵硬、行動遲緩、面無表情，我們治療過多位巴金森氏症患者，通常病人的內心世界長期處於「控制、緊繃、怕失控」的狀態。當大腦總是想要掌控、主導周遭人事物，一旦發生超乎預期、無法控制的情況，大腦感到極度恐慌，身體就會處於高度緊繃狀態。如果心念長時間不敢鬆懈，大腦就會隨著心念調整大腦神經迴路、自主神經系統與大腦內基底核製造的神經傳導物質，確保身體維持緊繃狀態。

西方醫學研究證實，巴金森氏症患者與大腦神經傳導物質多巴胺有關，患者的多巴胺製造量減少，使得大腦動作迴路的抑制性增強，導致關節僵硬、動作遲緩。因此治療上會投以多巴胺類的藥物，以減少大腦迴路的抑制性與僵硬程度，但長期用藥，可能出現藥效不穩定的問題。

從心念的角度來看，即使透過藥物補充多巴胺，如果害怕失控的念頭非常強烈，拚命抱著「不能鬆懈、務必繃緊、絕對不許失控」的心念，就算持續補充藥物幫助也不大，因為大腦甚至可能會自行停止製造多巴胺。這時病人的核子醫學神經影像檢查就會看到，大腦管理動作協調的基底核區域隨著病情的惡化而逐年縮小。

如果要治療或改善巴金森氏症，就要正視個人內心強烈的不安全感與害怕失控的念頭，願意容許自己出錯、允許並接受自己所在乎的人可以自在的成為自己。這會有一定的困難度，因為許多念頭已經跟著自己很多年，甚至是從小到大一點一滴形塑而成的信念，但只要看到並且確實有意願做出調整，就有機會讓自己放鬆下來。

在動作的協調或平衡力的改善上，可以試著練習太極拳的基本動作，來到我們診間的個案，因為巴金森氏症而持續顫抖的病人，不少人在練習某些太極拳動作後，顫抖的症狀有顯著改善。

真實案例　以為不被愛，脊椎側彎無力挺直

亞欣從小就有脊椎側彎的問題，所以長期受右後腰習慣性疼痛所苦，長大後脊椎側彎的角度愈來愈大，嚴重時甚至彎曲多達二十幾度，後來連胸椎也跟著歪掉，導致胸悶、心悸、腰痠等症狀接續出現，婚後還一度痛到無法正常作息。就醫後稍有改善，雖然不再那麼痛，但卻不時有強烈痠麻感，那種好像隨時疼痛就要發作的隱隱不安，嚴重影響亞欣的日常生活。

我看到亞欣的能量場上累積了許多傷心、生氣、委屈、不被支持的情緒，於是我問亞欣：「你姊姊會主動靠近爸爸，弟弟會主動靠近媽媽，而你也想被爸媽愛和關心，但在能量場上你卻沒有主動靠近父母。為什麼呢？」

「我一直是讓父母很安心的小孩，長久以來爸爸總忙於工作，媽媽負責操持家庭，我是個懂事又上進的小孩，很少讓他們煩心，但我有時也會跟父母求助，只是他們的回應總讓我覺得好像我是在找麻煩，不然就對我的問題置之不理，久而久之我就盡量不去打擾他們。」亞欣說得很淡然。

「很多問題的答案父母也不知道，但他們覺得不知道怎麼回答孩子的問題很丟臉，又沒辦法跟孩子直接承認他們不知道答案，所以只好不予理會或叫孩子不要吵，讓孩子別再問下去。事實上你的父母是很愛你的，你也是被愛的孩子，只是往往會吵的孩子比較有糖吃，父母還是會把注意力放在容易惹麻煩的孩子身上。父母平常為了生活就已經忙得焦頭爛額，所以中規中矩的乖孩子，因為不需要父母勞心勞力，自然就比較不被關注，但父母的心裡還是愛你的，你得要理解這一點，不然你會想靠近父母，卻又感到害怕，既然也想被爸媽愛和關心，就要主動靠近、主動討愛。」

我請亞欣跟我一起對父母說：「親愛的爸爸媽媽，以前我都不知道你們很愛我，總覺得我是被忽視、不被愛、不被支持的孩子，所以整個人很無力，才會脊椎彎掉，現在我可以看到你們給我的愛，你們是很關心我的，不然我不可能活下來，還能好好長大，接受完整的教育。謝謝你們給我的愛，我會學習靠近你們，像姊姊、弟弟一樣。」亞欣行禮如儀的跟著我說。

「我還記得幼稚園中班時，媽媽剛生了弟弟，有天晚上大約十點，媽媽去洗澡，我在玩玩具，姊姊已經睡覺了，結果媽媽出來發現滿地都是糖粉，就生氣的打我，可是我什麼都沒做，那是姊姊趁媽媽去洗澡時，從床上爬起來撒的，可是被打的人卻是我。爸爸跟媽媽說那不是我做的，可是媽媽不相信，我覺得他們都不相信我，時間一久，我就不再跟他們多說什麼了。我從小就要承擔一些明明沒做過的事，姊姊做的壞事，卻都說是我做的，弟弟因為打不過姊姊，所以就跟姊姊一起欺負我。從小到大都是他們做壞事，可是被揍的都是我。我小一的時候，他們兩個人甚至拿棉被想要把我悶死，直到我喘不過氣，他們才放手，還一邊取笑的說：『媽媽不會相信你的話，也不會想聽你講任何話。』」亞欣想起來還是覺得委屈，甚至有點動怒。

「不是我想遠離爸媽，而是我不知道要不要愛他們，因為無論我跟他們講什麼，他們都不相信，我總是求助無門。國一上健康教育課時，我就發現自己好像有脊椎側彎的問題，回家跟我媽說，可是她根本不相信我的話，直到國三大考完才帶我去看醫生，結果脊椎已經彎曲二十幾度，但父母也沒讓我接受什麼治療，是後來親戚介紹才帶我去整脊，不過幫助不大，只是沒再繼續惡化下去。」亞欣愈說愈激動。

「但媽媽還是有帶你去看醫生，還花錢給你做治療，不是嗎？所以她並沒有真的不管你。你姊姊可能對新生兒有抗拒、有憤怒，她想抗議媽媽太寵弟弟，她會撒糖粉是在跟媽媽抗議，而不是要報復你。你的情緒類型是聽覺型，很多時候聽覺型人的真實經歷，可能被自己的情緒、想法，還有過去的經驗所扭曲了，但自己卻沒有意識到。你會想很多，聽到一句話就可以在腦子裡來回想個不停，常常在自己編寫的故事裡打轉，到後來媽媽可能也分不清你說的有哪些是真的，哪些又只是你腦海裡的故事。小時候你可能指責媽媽做了什麼，但她完全不認為自己有那麼做，所以才會覺得你是一個很會編故事的孩子。」我跟亞欣說。

「我媽的確認為我很誇張，她常覺得我在說謊。」亞欣滿腹委屈。

「其實你真的沒有在說謊，你的誇張言語對你而言都是事實，但對媽媽而言卻都是編出來的。你會把很多眼神、語氣、表情甚至是過去的事件都串在一起，形成你對人事物的詮釋，對你來講，事實真的就是這樣，但對媽媽來講，她會覺得『你又來了，又在自導自演』，這讓媽媽也覺得很無奈，因為她不知道怎麼跟你溝通，怎樣去教導你，對她來講，你是一個講不得的孩子，非常玻璃心。」

「對，我媽回應我的方式經常就是『你又來了』。」

「是啊，媽媽只要一說你哪裡沒做好，你的反彈就會很大，但從媽媽的角度來看，她只是想要教導你啊！父母教養孩子一定是挑問題點來講，因為他們覺得教導孩子是父母的責任，那是他們在展現對孩子的愛和關心。他們就是關心你才會唸你，所以你要記得，當他們在對你叨唸時，就是在展現他們的愛和關心，如果你的回應是完全講不得，他們就會很為難，會覺得『這孩子怎麼連說都不能說』。」

「對，他們總覺得每次講不到幾句，我就開始哭，一看到我哭，他們就露出那種『又來了』的表情，於是他們就說不下去，然後我就會離開。長大後我的確發現，同樣一句話，別人聽起來都沒事，可是我一聽就有事，實際上我也很想要裝做沒事，也不想記得那些話，可是我就是忘不了，還會一直放大。」亞欣自己也很無奈。

「記得不要過度渲染別人說的話，你太容易自我批判，當你不愛自己時，別人一句話就可能挑起你的情緒，所以要學習愛和接受自己。現在跟我一起對著媽媽說：『媽，我們讓彼此都活得很辛苦，我常常誤解你，也常常挨你罵，我覺得很無辜。我們都不懂得溝通和傾聽，我會原諒你，也請你原諒我。事實上我們都很在乎彼此，只是沒有找到好好相處的模式。』脊椎是生命的支持，你的脊椎會彎掉，是因為你沒有感受到來自父母的支持，但是你一定要記得，我們的生命絕對是受到支持的，父母在支持我們，宇宙也在支持我們，不然我們不可能活下來。你可以在每晚睡前做一個練習，感恩當天發生的每一件事，感受自己生命的被支持，當你感受到被支持時，你的脊椎就會慢慢挺直起來。」

脊椎側彎並非不治之症，我們的身體不斷變化，當我們感受到被充分支持時，能量就比較挺拔，能量挺拔，脊椎就不容易彎曲，所以要常常去看到，並且感恩我們的生命能夠得到支持，才不會帶著不必要的委屈和怒氣過日子。

人類的身體與四肢，是由對側的大腦半球控制動作與感覺，臨床經驗上看到脊椎前彎（駝背）或側彎的患者，背後往往有著「不被肯定、得不到支持」的生命課題，多數與原生家庭有關，在能量場上，右半邊多數是優勢側，特別是慣用右手的人，右側也經常象徵陽性能量，而左側則代表陰性能量。

一個人的心念，必然會影響姿勢，如果看到一個小孩彎腰駝背，多數人會覺得這個孩子沒有自信，有點膽怯，臨床上也確實如此，愈是沒有自信的小孩，就愈容易有肩膀內縮、彎腰駝背的問題。

我們的心念、想法，與身體姿勢、動作、眼神等，都是大腦與軀幹、四肢、眼睛之間神經連結的結果，是大腦中所運作的「心念」所反映的個人慣性，兩者相互呼應，彼此影響。

當我們精神好的時候，自然會挺得比較直，精神差或想休息時，就容易彎腰駝背。

內心焦慮、膽怯，或是沒自信的時候，身體不由自主就會內縮進來，脊椎也會跟著彎起來，眼神可能朝下看，不太敢直視前方。相反的，如果一個人有自信又精神抖擻，那麼通常就會挺直腰桿，抬頭挺胸，步伐穩健，眼睛炯炯有神，這應該也是多數人的共同經驗。

如果我們與父母或主要照顧者有很好的連結時，身體兩側的神經肌肉連結也會很協調，脊椎前後左右的肌肉能夠有適當的拉力，讓脊椎平衡穩定。一旦我們在成長過程中，因為父母言行舉止而受傷，或自己選邊站而產生情緒糾結，如果感覺不被肯定也不被支持的話，就容易駝背或是身體單側變得無力，造成脊椎彎曲，而傾向某一側。

要改善脊椎側彎的問題，首先要看到自己和原生家庭的功課，學習與父親、母親重新建立「心的連結」，如果父母親或主要照顧者能夠給予肯定與支持，患者的內心有了力量，產生自信，脊椎周圍肌肉對抗重力的平衡力量才能變得穩定，而能夠與父母親連結，才能讓身體左右的陰性與陽性能量恢復平衡，使大腦的神經迴路得以均衡發展，不再造成兩側連結強弱不一的狀況。如果父母已經離異或不在世，他們的能量還是在的，我們依然可以跟父母的心連結。萬一父母帶來的傷害太重，我們一時還無法原諒，那就把父母的責任歸還給父母，學習好好的愛和接受自己，既然我們已經成年了，就要學習自我負責和自我平衡。

當大腦恢復兩側平衡連結後，還需要進一步調整身體姿勢，練習強化原本較無力的單側肌肉。這部分可以透過醫療、復健或運動醫學等專業人士的協助，依照病患個人的脊椎彎曲情形加以評估，進而設計適合的練習動作。

我們觀察發現，有很多被霸凌者情緒類型都屬於「聽覺型」，他們記憶的情節可能是自己腦中編寫的故事，有時候會過度解讀某些事實的過程和結果，相較於其他情緒類型的人比較能抱持事情過了就過了的態度，既不會想太多，也不會一直鑽牛角尖，聽覺型人卻很容易因為一句話或一個眼神，就在腦中不斷翻攪，久久無法釋懷。其實別人說的話，如果聽了不喜歡，就在心裡還給對方就好，但聽覺型人不但不還給對方，還每天拿出來想了又想，甚至加油添醋一番，結果只是自尋煩惱。

不批判自己、不跟人比較、不打壓自己，好好愛自己。只要在每個過程中盡力了就好，不需要事事要求完美，老認為自己不夠好。

人的不幸福常是來自跟別人比較，但每個人都是獨一無二的個體，是永遠沒辦法比較的。

結語
維護健康的關鍵：身心靈的連結

如果要增強自癒力，關鍵就在於讓心念能量變得輕盈自在，坦然面對並接受過去的自己，同時讓自己持續走在心念學習與心靈層次提升的路上。

面對壓力時，我們首先要讓自己放鬆，將心思拉回當下，安住此刻。接著把該做的事情做好，就像面對COVID-19疫情，記得戴好口罩、避免群聚、保持社交距離、確保手部清潔、做好健康管理，營養睡眠都要足夠，身體的免疫力才能穩定發揮作用。

此外，試著看得更長遠，想像十年後再回頭看這段時間的疫情，也許就只是某個時代的一個事件，一如當年的SARS或更早以前的黑死病。其實人類與微生物本來就是共生共存的關係，人與人之間或人與微生物之間都是如此。

當我們瞭解大腦心念與記憶的運作模式，以及心念和疾病之間的作用方式，接下來就要學習調整心念，不再被自己的記憶內容所困。

最後，我們介紹一個覺察情緒、讓情緒能量轉動的方法。

心念練習18：覺察情緒練習

● 找一個空間的日子，設定八到二十四個小時的練習時間，記錄開始的時間點，然後保持覺察。

● 謹記自己是「觀察者」，旁觀眼前發生的一切，看著這個叫做「〇〇〇（填上自己的名字）」的人，在哪些場合、遇到哪些人、發生哪些事情時，情緒會有所浮動，一旦出現情緒起伏，就加以記錄。

● 若看到「〇〇〇」在情緒浮動時出現刻意壓抑情緒的反應，也一併記錄下來。

● 練習時間結束後，根據這個紀錄，檢視自己在哪些情況下情緒會有所浮動。

● 接著思考如何調整以及調整的方向，如果有需要，可以提出來跟相關的人平心靜氣的溝通，例如情緒浮動若是因為伴侶而起，就可以試著跟對方討論可能的調整方向。

○ 這個情緒覺察的練習，需要常常做，時間久了就會慢慢進步，情緒浮動也會跟著減少，然後可以逐漸延長練習的時間，一旦養成覺察自我情緒浮動的習慣，心念自然會愈來愈平和穩定。

談到身心靈，多數人最關注的還是只有「身」，臨床上我們看到幾乎所有疾病都跟靈性層面的各種關係課題有所連結，因此，要修復身體、獲得健康，就要回到「心」與「靈」的層面去調整，讓身、心、靈能夠好好連結，讓能量流暢。

留意自己的心念在什麼地方卡住了，釋放心念的同時，更重要的是學著善待自己、珍愛自己，並且讓自己做一個對人對事都能看得順眼的人。

附錄

心念練習與能量運動參考影片

頁九八，練習3 舒眠練習——專注呼吸入睡技巧（鄭先安醫師）

頁九九，練習4 日間放鬆練習（鄭先安醫師）

頁一〇〇，練習5 大腦休眠練習——短時間深度休息技巧（鄭先安醫師）

頁一〇九，練習6-1 正確站姿練習（許瑞云醫師）

頁一〇九，練習6-2正確站姿講解（鄭先安醫師）

頁一一一，練習7-1正確坐姿練習（許瑞云醫師）

頁一一一，練習7-2正確坐姿講解（鄭先安醫師）

頁一一四，練習8美好姿態觀想練習——上身強壯增肌觀想運動（鄭先安醫師）

頁一一七，練習9美好姿態觀想練習——腰腹美化緊實觀想運動（鄭先安醫師）

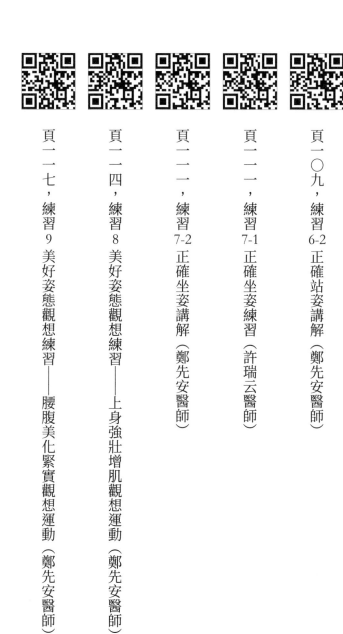

頁一二三，練習10美好姿態觀想練習——臉部淡化皺紋觀想運動（鄭先安醫師）

頁一五七，練習11 EFT情緒能量敲打法（許瑞云醫師）

頁一六七，練習12紓壓心念練習（許瑞云醫師）

頁一七四，練習13睡前靜心練習——專注走路、擁抱脾經助眠技巧（許瑞云醫師）

頁一八二，練習14頭部紓壓運動（許瑞云醫師）

頁二二一，練習15釋放情緒練習——安撫三焦經能量運動（許瑞云醫師）

頁二三〇，練習16活化思維彈性練習——掃帶脈能量運動（許瑞云醫師）

頁二五九，練習17專注力能量運動（許瑞云醫師）

健康生活 BGH 209

逆轉慢性病

21世紀最新心念醫學

原書名：《心念自癒力，逆轉慢性病》

作者 — 許瑞云、鄭先安
文字協力 — 廖慧君

總編輯 — 吳佩穎
人文館資深總監 — 楊郁慧
副主編暨責任編輯 — 吳芳碩
插畫 — 小瓶仔
封面設計 — 鄒佳幗
封面照片 — 泰坦攝影
內頁排版 — 張瑜卿
校對 — 魏秋綢

出版者 — 遠見天下文化出版股份有限公司
創辦人 — 高希均、王力行
遠見・天下文化 事業群榮譽董事長 — 高希均
遠見・天下文化 事業群董事長 — 王力行
天下文化社長 — 王力行
天下文化總經理 — 鄧瑋羚
國際事務開發部兼版權中心總監 — 潘欣
法律顧問 — 理律法律事務所陳長文律師
著作權顧問 — 魏啟翔律師
社址 — 臺北市104松江路93巷1號
讀者服務專線 — 02-2662-0012｜傳真 — 02-2662-0007；02-2662-0009
電子郵件信箱 — cwpc@cwgv.com.tw
直接郵撥帳號 — 1326703-6號　遠見天下文化出版股份有限公司

製版廠 — 中原造像股份有限公司
印刷廠 — 中原造像股份有限公司
裝訂廠 — 中原造像股份有限公司
登記證 — 局版臺業字第2517號
總經銷 — 大和書報圖書股份有限公司｜電話 — 02-8990-2588
出版日期 — 2022 年 6 月 7 日第一版第一次印行
2024 年 5 月 4 日第二版第二次印行

定價 — NT 420 元
ISBN — 978-626-355-484-9
EISBN — 9786263554825 (PDF)；9786263554818 (EPUB)
書號 — BGH 209
天下文化官網 — bookzone.cwgv.com.tw

國家圖書館出版品預行編目（CIP）資料

逆轉慢性病：21世紀最新心念醫學/許瑞云, 鄭先安著. -- 第二版, -- 臺北市：遠見天下文化出版股份有限公司, 2023.10
面；　公分. --（健康生活；BGH209）
ISBN 978-626-355-484-9（平裝）

1.CST：心靈療法　2.CST：身心關係

418.98　　112017184

天下文化

BELIEVE IN READING